KAWARDEEP KOUR
MANDEEP SINGH AZAD

Desvendando os segredos da reprodução caprina e da bioquímica do sangue

KAWARDEEP KOUR
MANDEEP SINGH AZAD

Desvendando os segredos da reprodução caprina e da bioquímica do sangue

POOR MAN COW

ScienciaScripts

Imprint

Cover image: www.ingimage.com

This book is a translation from the original published under ISBN 978-620-7-64692-0.

Publisher:
Sciencia Scripts
is a trademark of
Dodo Books Indian Ocean Ltd. and OmniScriptum S.R.L publishing group

120 High Road, East Finchley, London, N2 9ED, United Kingdom
Str. Armeneasca 28/1, office 1, Chisinau MD-2012, Republic of Moldova, Europe
Printed at: see last page
ISBN: 978-620-7-67064-2

ÍNDICE

CAPÍTULO - I

INTRODUÇÃO

Entre todos os animais domesticados, as cabras encontraram o seu lar nas mais diversas condições climatéricas. Sendo um pequeno ruminante, a cabra é fácil de manusear e pode suportar condições adversas. É um animal importante para a produção de alimentos, especialmente nas regiões tropicais e subtropicais. Nalguns países, a população de caprinos está a aumentar mais do que a de outros ruminantes e o leite e a carne de caprinos são considerados superiores aos produtos de ovinos, bovinos e búfalos (Jindal 1984).

Um único atributo que tem sustentado a cabra como espécie ruminante é a sua eficiência reprodutiva relativamente mais elevada em todas as condições ambientais. Para manterem um desempenho reprodutivo superior, as cabras adoptaram, adquiriram e recorreram facilmente a uma sazonalidade limitada, a uma maturidade sexual precoce, a um vigoroso desejo sexual, a uma elevada taxa de ovulação, a partos múltiplos e a várias características do perfil do ciclo estral. Sendo um reprodutor sazonal, há uma série de factores que estimulam ou suprimem a sua atividade reprodutiva (Forcade *et al* 1992). A prolificidade dos reprodutores sazonais é o culminar de um processo reprodutivo com várias etapas, influenciado em cada fase por factores genéticos e ambientais como a nutrição, a temperatura ambiente, a duração do dia, etc. O fator ambiental mais estudado é a nutrição, pois influencia particularmente os processos reprodutivos em todas as fases. Flushing - a prática de fornecer uma dose suplementar de ração 1 a 2 semanas antes do acasalamento, tem sido referida como aumentando a incidência de nascimentos múltiplos através do aumento de ovulações múltiplas (Molle *et al* 1995). O "flushing" antes do acasalamento influencia positivamente a taxa de ovulação (Landau e Molle 1997), aumentando assim a percentagem de partos em 15 a 20 %, sendo este aumento em grande parte devido ao aumento da taxa de gemulação.

A mortalidade embrionária precoce é uma causa importante de fracasso reprodutivo nos ruminantes e uma parte dela pode estar relacionada com influências nutricionais na altura do acasalamento (Dunne et *al* 2000). Observou-se também em algumas espécies que existe uma relação inversa entre o nível de nutrição e a concentração periférica de progesterona (Rhind *et al* 1989b). A possibilidade da existência de uma interação entre nutrição, crescimento/sobrevivência embrionária e concentração de progesterona foi analisada por Robinson *et al* (2005) em bovinos e ovelhas.

Nas ovelhas, um elevado nível de ingestão alimentar antes do acasalamento (flushing) foi positivamente relacionado com a taxa de ovulação (Gunn *et al* 1979), mas a sobrealimentação imediatamente após o acasalamento foi associada a uma menor concentração de progesterona no plasma durante o início da gravidez e a um aumento da taxa de mortalidade embrionária (Parr *et al* 1987). Pequenas alterações na concentração de progesterona materna durante o período inicial do desenvolvimento embrionário podem alterar a secreção de agentes anti-luteolíticos, que podem ser críticos para a sobrevivência embrionária. Sabe-se que baixas concentrações de progesterona no plasma periférico durante a fase lútea inicial inibem a fertilidade em animais (Larson *et al.*, 1997). O papel da ingestão alimentar antes e depois do acasalamento sobre a taxa de ovulação e a sobrevivência embrionária está bem documentado em espécies como a ovelha (Parr 1992), o porco (Jindal *et al* 1997) e o coelho (Partiridge 1989) mas parece não ter sido feito muito trabalho com cabras. Assim, o presente estudo foi planeado com os seguintes objectivos

1. Estudar a progesterona plasmática e o perfil bioquímico sanguíneo durante o período periovulatório e o início da gestação, bem como a taxa de conceção em cabras com elevado estado nutricional após o acasalamento.
2. Estudar a progesterona plasmática e o perfil bioquímico do sangue durante o período periovulatório e o início da gestação, bem como a taxa de conceção em cabras alimentadas com ração de manutenção após o acasalamento.
3. Avaliar o efeito da manipulação dos níveis alimentares após o acasalamento na concentração plasmática de progesterona, noutros parâmetros bioquímicos sanguíneos e na taxa de conceção.

CAPÍTULO - II

REVISÃO DA LITERATURA

O efeito da nutrição na eficácia reprodutiva dos animais tem sido uma área de interesse desde há muito tempo. A interação nutrição-reprodução é um aspeto importante, uma vez que mesmo alterações mínimas no nível, tipo e tempo de alimentação podem afetar a reprodução dos animais. Verificou-se que a taxa de ovulação é influenciada por vários factores, sendo a nutrição um dos mais importantes.

2.1 Interação nutrição-reprodução

Uma quantidade adequada de nutrição é essencial para a boa saúde e o desempenho reprodutivo dos animais. As influências nutricionais na parição podem ser encontradas até mesmo na literatura histórica.

El-Sheikh *et al* (1955) referiram que um nível elevado de alimentação conduzia a taxas de ovulação mais elevadas, a um número maior e mais elevado de folículos, a um aumento da taxa de fertilização, mas a uma taxa de sobrevivência embrionária mais baixa nas ovelhas.

Wiltbank *et al* (1956) revelaram que, nas vacas, as perdas embrionárias associadas à nutrição se deviam a uma diminuição da concentração de progesterona circulante nas vacas.

Foote *et al* (1959) afirmaram que o flushing parecia aumentar a taxa de ovulação, mas a alimentação completa era aparentemente prejudicial para a sobrevivência embrionária das ovelhas.

Allen e Lamming (1961) estudaram a magnitude e o efeito do flushing e observaram que um longo período de submanutenção reduzia a taxa de ovulação em 33%, ao passo que o flushing na segunda metade do ciclo estral a aumentava em 17% e no ciclo completo em 50%.

Hulet *et al* (1962) afirmaram que um curto período de lavagem imediatamente antes da reprodução aumentava a produção de borregos em relação aos controlos. O prolongamento deste período até 17 dias após a reprodução não provocou qualquer aumento da produção.

Coop (1966) estudou o efeito do enxaguamento no desempenho reprodutivo das ovelhas e registou taxas de gemelaridade mais elevadas nas ovelhas enxaguadas em comparação com as não enxaguadas.

Braden (1971) concluiu que um nível mais elevado de nutrição durante o período de flushing aumentava a taxa de ovulação, no entanto o nível de nutrição após o acasalamento não teve qualquer efeito importante no desempenho reprodutivo.

Gunn *et al* (1972) compararam os efeitos de diferentes níveis de nutrição pós-acasalamento na mortalidade embrionária de ovelhas escocesas Blackface.

Os resultados revelaram que a subnutrição durante 26 ± 2 dias após o acasalamento não causou maior mortalidade do que uma nutrição adequada.

Lamond *et al* (1973) estudaram a influência da nutrição na ovulação e fertilização em ovelhas Rambouillet e descobriram que uma dieta de baixa energia causava uma taxa de ovulação mais baixa, enquanto uma dieta de alta energia dava taxas de fertilização mais baixas, ambas causando uma fertilidade pobre.

Hulet *et al* (1974) sugeriram que quando o estímulo sazonal para a ovulação é elevado, a diferença de nutrição tem pouca influência na ovulação, mas à medida que o estímulo sazonal diminui, um nível mais elevado de nutrição pode estimular a taxa de ovulação.

Lishman *et al* (1974) estudaram a reprodução em ovelhas em relação ao plano de nutrição, à massa corporal e à alteração da massa corporal, e referiram que a subnutrição durante a gestação estava associada a um aumento do intervalo entre o parto e a ovulação nas ovelhas.

Cumming *et al* (1975) referiram que os níveis extremos de nutrição, quer elevados quer baixos, devem ser evitados durante o início da gestação, a fim de alcançar níveis mais elevados de sobrevivência embrionária.

Mackenzie e Edey (1975) provaram experimentalmente que, em ovelhas Merino, a subnutrição antes do acasalamento não influenciou a taxa de ovulação, e o efeito combinado da subnutrição antes e depois do acasalamento aparentemente não aumentou o desperdício de óvulos.

Gunn e Doney (1975) concluíram que não havia efeito do nível de ingestão de alimentos antes do acasalamento sobre a taxa potencial de parição em ovelhas com más condições, mas a diferença combinada da taxa de ovulação e da mortalidade embrionária precoce em ovelhas com boas condições deu origem a diferenças na taxa potencial de parição associadas ao nível de ingestão de alimentos antes do acasalamento.

Gunn *et al* (1979) estudaram a fertilidade em ovelhas Cheviot e observaram que a taxa de ovulação estava positivamente relacionada com o nível de ingestão de alimentos antes do acasalamento. Embora a mortalidade embrionária não tenha sido influenciada por ela, a perda de óvulos múltiplos foi maior do que a de óvulos únicos nas ovelhas com alimentação restrita antes do acasalamento.

den Hartog e van Kampen (1980) estudaram a relação entre a nutrição e a fertilidade dos suínos e referiram que uma dieta rica em energia antes da reprodução (flushing) aumentava a taxa de ovulação, mas os efeitos favoráveis não podiam melhorar a taxa de conceção devido à elevada mortalidade embrionária.

Haresign (1981) estudou o efeito da nutrição na reprodução de ovelhas e relatou que as ovelhas com descarga tinham uma taxa de ovulação significativamente mais alta (2,60 vs 1,80) do que as sem descarga. A diferença na concentração da hormona lutenizante na pituitária e no plasma durante o cio não foi significativa.

William e Cumming (1982) observaram que a sobrevivência dos embriões era mais elevada nas ovelhas alimentadas com ração de manutenção do que com ração de manutenção a dobrar. No entanto, o nível médio de progesterona foi sempre mais elevado nas ovelhas alimentadas com 1/4 de ração de manutenção do que nas que receberam ração de manutenção e duas vezes a ração de manutenção.

Gunn *et al* (1984) verificaram que um nível elevado de alimentação antes e durante o acasalamento resultava numa melhoria adequada da condição corporal e num aumento nutricional dinâmico da taxa de ovulação em ovelhas escocesas.

Rhind *et al* (1985) referiram que as ovelhas com um consumo elevado de ração tinham uma taxa média de ovulação mais elevada (1,95 vs 1,40) e um tamanho médio potencial de ninhada mais elevado (1,75 vs 1,0), embora o nível de consumo não alterasse os picos pré-ovulatórios médios de LH, FSH e prolactina.

Rhind *et al* (1989a) estudaram o efeito da restrição da ingestão de alimentos antes e depois do acasalamento no desempenho reprodutivo das ovelhas e concluíram que um baixo nível de ingestão de alimentos antes do acasalamento reduziu a taxa média de ovulação, enquanto um baixo nível após o acasalamento comprometeu a taxa de crescimento embrionário e induziu uma maior taxa de desperdício de óvulos nas ovelhas.

Guessous *et al* (1989) referiram que a suplementação com concentrado tendia a aumentar significativamente a fertilidade mas não a prolificidade das ovelhas.

Stewart (1990) estudou o efeito da nutrição na taxa de ovulação de ovelhas, relatando que o efeito imediato da nutrição no aumento da taxa de ovulação não era consistente.

Beltranena *et al* (1991) enfatizaram que o aumento na taxa de ovulação em resposta ao flush feeding é essencialmente uma restauração das taxas normais de ovulação e provavelmente associada ao resgate do folículo pré-ovulatório da atresia.

Gunn *et al* (1991) estudaram o efeito do nível de nutrição antes do acasalamento sobre o desempenho reprodutivo das ovelhas e concluíram que o plano de tratamento nutricional "baixo - alto" antes do acasalamento aumentou significativamente a taxa de ovulação, a taxa de conceção, a ovulação múltipla e a sobrevivência embrionária em comparação com os resultados do tratamento "alto - baixo".

Kleemann *et al* (1991) referiram que o nível de alimentação não tinha qualquer efeito sobre a fertilidade das ovelhas, embora o peso vivo fosse inferior nas ovelhas com um baixo nível de nutrição.

West *et al* (1991) estudaram o efeito da alimentação antes do abate sobre o desempenho reprodutivo das ovelhas, revelando que as ovelhas alimentadas com rações elevadas apresentavam taxas de ovulação mais elevadas, mas taxas de conceção mais baixas. Além disso, o tamanho médio das ninhadas foi mais elevado para as ovelhas alimentadas com rações elevadas (2,15 vs 1,82) do que para as ovelhas alimentadas com rações baixas.

Mc Evoy *et al* (1995) registaram uma forte correlação negativa entre a ingestão de alimentos e a concentração de progesterona em ovelhas. Concluiu-se que a alimentação excessiva durante o recrutamento folicular e a maturação dos oócitos em ovelhas superovuladas transmite uma herança de perda embrionária e atraso no desenvolvimento.

Dunne *et al* (2000) referiram que a mortalidade embrionária precoce é uma causa significativa de insucesso reprodutivo nos ruminantes e que parte dessa mortalidade está relacionada com influências nutricionais relacionadas com a altura do acasalamento.

Rae *et al* (2001) estudaram o efeito da subnutrição materna durante a gravidez, concluindo que a subnutrição antes e durante a foliculogénese pode atrasar o desenvolvimento folicular do feto.

Sormunen-Cristian e Jauhiaimen (2002) documentaram que o enxaguamento em raças altamente prolíficas com conhecimento de estratégias nutricionais e reprodutivas poderia ajudar a maximizar a eficiência global da produção das ovelhas.

Godfrey *et al* (2003) referiram que o enxaguamento de ovelhas em condições tropicais não parece aumentar a taxa de ovulação. O aumento do número de borregos das ovelhas que foram enxaguadas durante a estação das chuvas deveu-se à ocorrência natural de uma taxa de ovulação mais elevada durante esse período.

Tanaka *et al* (2003) referiram que a perda de peso corporal induzida nutricionalmente suprime a secreção de progesterona durante a fase lútea e que a progressão da perda de peso corporal induz a quiescência ovárica que começa na fase folicular, acompanhando a supressão da secreção de estradiol em cabras Shiba.

Vinoles (2003) estudou o efeito da nutrição sobre o desenvolvimento folicular e a taxa de ovulação em ovelhas e referiu que um fluxo nutricional de curta duração com um suplemento alimentar de 7 dias, entre os dias 8 e 14 do ciclo estral, na mesma raça e durante a mesma estação, pode aumentar a taxa de ovulação em 14%.

Lassoued *et al* (2004) referiram que, em raças altamente prolíficas, um nível mais elevado de nutrição antes e durante o acasalamento estava associado a um melhor desempenho reprodutivo. Enquanto que nas raças pouco prolíficas nem as taxas de ovulação nem as taxas de parição foram afectadas pelo tratamento dietético.

Robinson *et al* (2005) analisaram a nutrição durante o período em que os folículos ovarianos emergem do pool primordial, influenciando assim a taxa de ovulação em ovelhas e a qualidade dos oócitos em bovinos. A nutrição pré-ovulatória aumenta o tamanho dos folículos ovulatórios e a capacidade de secreção de progesterona dos corpos lúteos resultantes. Após a ovulação, um elevado nível de nutrição pode suprimir a concentração de progesterona no sangue para um nível que compromete a sobrevivência do embrião, pelo que um nível de alimentação de manutenção durante o primeiro mês de gravidez é considerado ótimo para a sobrevivência do embrião.

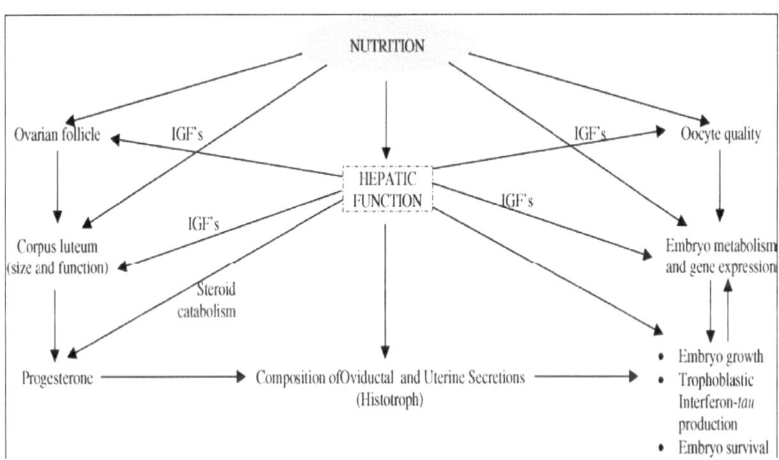

Interação entre nutrição e reprodução (Robinson *et al* 2005)

Zarazaga *et al* (2005) revelaram que a cabra Payoya apresentava uma sazonalidade marcada. Além disso, uma nutrição elevada foi a causa do início precoce da atividade ovárica, da expressão do cio e de um período de anestro sazonal mais curto, mas a taxa de ovulação não foi afetada por isso.

Nieto *et al* (2006) revelaram que a restrição nutricional não afectou a atividade ovárica das cabras durante a época reprodutiva. A menor atividade de cio e ovulação devido à restrição alimentar das cabras sugere que a nutrição influenciou o restabelecimento da atividade ovárica.

Titi e Awad (2007) estudaram o efeito da suplementação de gordura na dieta sobre o desempenho reprodutivo de cabras e relataram que a suplementação de gordura influenciou os níveis sistémicos de esteróides ovarianos.

2.2 PROGESTERONA

A progesterona é considerada a principal hormona de manutenção da gravidez. Verificou-se que o consumo de ração tem uma forte correlação com a concentração sistémica de progesterona. Foram revistos os trabalhos de investigação efectuados por vários cientistas sobre este aspeto.

Johnson *et al* (1958) administraram progesterona a vacas aparentemente saudáveis na primeira reprodução e registaram um aumento da eficiência reprodutiva do grupo tratado de 28% em relação ao controlo.

Bassett *et al* (1969) estudaram a concentração de progesterona no plasma periférico de ovelhas prenhes e sugeriram que as concentrações de progesterona em animais prenhes 16-20 dias após o acasalamento eram mantidas a um nível semelhante ao pico de concentração da fase lútea em animais não prenhes.

Thorburn *et al* (1969) sugeriram que, em ovelhas não grávidas, as concentrações de progesterona tinham valores próximos de zero nos dias 15-16 após o cio, independentemente do comportamento de cio demonstrado pelo animal nessa altura.

Robertson e Sarda (1971) referiram que a taxa de sucesso da deteção da gravidez era de 93%, obtida através da estimativa da progesterona no 17.º dia de gestação, com uma taxa de exatidão de >87% em vacas e ovelhas e de 88% em suínos.

Dobson *et al* (1972) observaram um aumento do nível de progesterona plasmática em vacas, de uma média de 0,2 ng/ml no dia 0 para 0,6 ng/ml no dia 14 do ciclo estral, em paralelo com o crescimento e a regressão do corpo lúteo, determinados por exame rectal.

Irving *et al* (1972) estudaram a concentração de progesterona no plasma periférico de cabras prenhes, sugerindo que o nível de progesterona em gestações gemelares era significativamente maior do que em gestações individuais e que a concentração média de progesterona na gestação gemelar era a mais elevada durante o 3º mês (10,7 ± 0,4 ng/ml) e nas gestações individuais durante o 4º mês (7,8 ± 0,2 ng/ml) de gestação.

Jones e Knifton (1972) revelaram que o nível de progesterona aumentou do dia 3 ao dia 7 do ciclo em cabras. A concentração média permaneceu uniforme nos 3 dias seguintes, seguida de um novo aumento até ao máximo no 12º dia, antes de diminuir.

Swanson *et al* (1972) registaram um aumento do nível sérico de progesterona em novilhas leiteiras de 0,1 ng/ml no dia 2 após o cio para 6,9 ng/ml 3 dias antes do cio seguinte.

Thorburn e Schneider (1972) estudaram o nível de progesterona plasmática durante o ciclo estral e a gestação, afirmando que a concentração média era extremamente baixa no dia do cio (0,1 ng/ml), aumentando até um máximo de 4 ng/ml nos dias 10-12 e diminuindo rapidamente nos últimos três dias do ciclo em animais não gestantes. Nos animais prenhes, o nível elevado durante o início da gravidez manteve-se em cerca de 2,5 - 3,5 ng/ml após o acasalamento, permanecendo elevado até ao 60º dia.

Shemesh *et al* (1973) estudaram o diagnóstico precoce da gravidez em ovelhas com base na concentração plasmática de progesterona nos dias 16-21 e 32-35 após a reprodução, mostrando uma exatidão de 93% e 100%, respetivamente.

Ahmed *et al* (1977) relataram que a concentração sérica média de progesterona no momento do cio era de 0,5 ng/ml, que subiu para um nível máximo de 1,6 ng/ml no dia 15, depois a concentração voltou a aumentar ligeiramente no dia 19 nos animais que conceberam para a cobrição, mas caiu abruptamente nos que não conceberam.

Williams e Cumming (1982) afirmaram que existia uma relação inversa entre a concentração de progesterona e a nutrição das ovelhas. A subnutrição foi associada a uma maior concentração de progesterona circulante, enquanto a sobrevivência dos embriões foi maior nos grupos alimentados com ração média.

Arora e Pandey (1983) relataram que, em búfalas, as concentrações séricas mais baixas de progesterona foram observadas 8 horas após a inseminação e aumentaram até o nível máximo de 4,00 ± 0,60-ng/ml no 13º dia do ciclo.

Roman-ponce *et al* (1983) observaram que o fluxo sanguíneo uterino estava inversamente relacionado com a concentração de progesterona e diretamente relacionado com a relação de estrogénio e progesterona no ciclo estral em ovelhas. Em nenhum dos animais o fluxo sanguíneo uterino estava relacionado apenas com o estrogénio.

Nanda *et al* (1984) referiram que o nível de progesterona de 1,0 ng/ml ou mais no dia 20 ou 23 era um sinal positivo de gravidez em búfalas.

Katongole e Gombe (1985) referiram que o nível de progesterona plasmática durante o primeiro mês de gestação era de 9,3 ± 1,5 nmol/L, tendo aumentado para 17,1 ± 1,98 nM/L no segundo mês, e que o nível mais elevado de 21,1 ± 1,4 nmol/L foi observado no último mês de gestação em cabras indígenas do Uganda.

Parr *et al* (1986) revelaram que, em ovelhas, as taxas de gravidez no dia 35 não foram significativamente influenciadas pelos tratamentos nutricionais. No entanto, os animais alimentados com 1,5 x ração de manutenção tiveram taxas de ovulação mais elevadas do que os alimentados com 0,5 x ração de manutenção (82,7% vs 78,9%).

Parr *et al* (1987) estudaram a interação entre nutrição e reprodução em ovelhas e referiram que as ovelhas alimentadas com duas vezes a ração de manutenção (2M) após a reprodução tiveram uma taxa de gravidez de 48% em comparação com as que foram alimentadas com ração 2M e receberam progesterona exógena (76%) entre os dias 8 e 14 após o acasalamento.

Ashworth *et al* (1989) referiram que a possibilidade de sobrevivência de um embrião estava associada à concentração de progesterona nos dias próximos da ovulação, ao momento do aumento da progesterona dos valores da fase periovulatória para a fase lútea e às taxas de aumento da concentração de progesterona.

Rhind *et al* (1989b) referiram que, em ovelhas alimentadas adequadamente após o acasalamento, os níveis médios de progesterona nos dias 2, 6 e 10 do ciclo eram de 0,3, 2,9 e 4,8 ng/ml, respetivamente. Nas ovelhas mal alimentadas, a concentração de progesterona aumentou mais rapidamente entre o dia 2 e o dia 6 do que nas ovelhas que receberam uma alimentação adequada.

Ashworth (1991) estudou o efeito do estado nutricional antes do acasalamento e da suplementação de progesterona após o acasalamento sobre a sobrevivência embrionária e o crescimento do concepto em marrãs e referiu que as marrãs alimentadas ad libitum durante 11-14 dias antes do acasalamento tinham taxas de ovulação mais elevadas (15 vs 19,2) em comparação com as marrãs alimentadas com ração de manutenção. Além disso, a suplementação com progesterona durante o período pós-acasalamento aumentou a sobrevivência dos embriões de 66,4% para 88,8%.

Kaushik *et al* (1991) estudaram o perfil plasmático da progesterona durante a gestação em cabras da raça Black Bengal X Beetal e verificaram que, no início da gestação, a concentração de progesterona variava entre 4,33 ± 0,98 e 4,98 ± 1,92 ng/ml no caso de cabras com um único feto, enquanto que na gestação gemelar variava entre 3,56 ± 0,64 e 5,08 ± 0,93 ng/ml.

Patel *et al* (1991) estudaram os níveis circulantes de progesterona em cabras Surti e Marwari e referiram que o nível de progesterona no dia do cio fértil era de 1,28 ± 0,45 e 1,11 ± 0,39 ng/ml para ambas as raças, tendo começado a aumentar, atingindo um nível de 5,73 ± 2,02 e 4,43 ± 1,57 ng/ml no dia 20 nas cabras Surti e Marwari, respetivamente.

Pathak *et al* (1991) estudaram os níveis de progesterona circulante em cabras cíclicas e registaram níveis basais de 0,50 ± 0,11 e 0,76 ± 0,16 ng/ml no dia do cio nas raças Surti e Marwari, respetivamente. Os níveis aumentaram em ambas as raças, atingindo um pico no dia 9 na raça Surti (3,32 ± 0,54 ng/ml) e no dia 13 na raça Marwari (2,34 ± 0,58 ng/ml). Depois disso, os níveis de progesterona começaram a diminuir, atingindo quase o nível de base antes do dia 20 do ciclo em ambas as raças.

Mukasa-Mugerwa e Viviani (1992) afirmaram que a concentração elevada de progesterona nos dias 18 a 22 após o acasalamento é indicativa de função sustentada do corpo lúteo ou gravidez precoce em ovelhas, que aumentou de 8,4 ± 0,3 ng/ml no dia 35 para 13,2 ± 0,4 ng/ml no dia 75 e 13,8 ± 1,0 ng/ml antes do dia 126.

Kurade *et al* (1993) referiram que, em cabras, os níveis de progesterona eram mínimos (0,31 ± 0,11 ng/ml) durante a fase de cio, aumentando para 0,73 ± 0,19 e 3,8 ± 0,43 ng/ml nas fases de estro e diestro, respetivamente. Além disso, a concentração caiu para 0,67 ± 0,11 ng/ml durante a fase de proestro.

Khan *et al* (1996) estudaram o efeito do tipo e da qualidade das forragens grosseiras e do nível de energia sobre a progesterona plasmática em cabras prenhes e referiram que o nível de progesterona plasmática era afetado pela nutrição durante a gravidez e estava relacionado com o desempenho reprodutivo do animal.

Jindal *et al* (1996, 1997) referiram que as alterações nos alimentos fornecidos após o acasalamento podem alterar o nível de progesterona plasmática no início da gestação e a taxa de sobrevivência embrionária nos suínos. As baixas taxas de gestação em animais com um elevado nível de nutrição deveram-se a uma concentração inadequada de progesterona circulante, uma vez que o problema da elevada mortalidade embrionária foi atenuado pela suplementação com progesterona durante os períodos pós-acasalamento.

Abecia *et al* (1997) estudaram o efeito da energia e das proteínas da dieta na sobrevivência do embrião e na produção de progesterona no oitavo dia de gestação em ovelhas Rasa Aragonesa, sugerindo que os efeitos da progesterona no desenvolvimento do embrião se faziam principalmente através do efeito da progesterona no útero.

Gupta *et al* (1998) referiram que, nas búfalas, o nível de progesterona no dia 8 e no dia 18 após o cio era significativamente mais elevado nos animais que tinham concebido e cuja gravidez foi posteriormente confirmada do que nos animais que não estavam grávidos no dia 45 após o cio.

Kenyon *et al* (1999) estudaram o efeito da suplementação com progesterona após o acasalamento na gravidez e no desempenho reprodutivo das ovelhas, concluindo que a suplementação com progesterona durante 6 dias, com início 3 dias após o acasalamento, não aumentou a proporção de ovelhas que pariram ou que tiveram partos múltiplos.

Sharma *et al* (1999) verificaram que, em búfalas, a concentração de progesterona durante a fase de cio era de 0,18 ± 0,7 ng/ml, aumentando para 0,43 ± 0,19 e 2,35 ± 0,50 ng/ml durante as fases de estro e diestro, respetivamente.

Zarkawi e Soukouti (2001) referiram que os níveis de progesterona eram inferiores a 3,18 nmol/L desde o início do ciclo estral até à fase folicular e superiores a 3,18 nmol/L durante a fase lútea até ao fim do ciclo em cadelas de Damasco.

Novak *et al* (2003) estudaram o efeito da manipulação nutricional pré e pós-cobrição sobre a progesterona plasmática e o desenvolvimento de blastocistos em suínos e relataram que as diferenças na nutrição pós-cobrição podem ser responsáveis pelo aumento da taxa de conceção.

Kleemann *et al* (2003) relataram um aumento do crescimento fetal em ovelhas Merino, às quais foi administrada progesterona durante os primeiros três dias de gestação, embora a taxa de gestação não tenha sido afetada pelo tratamento com progesterona nos dias 3-6, mas foi reduzida se o tratamento começou no dia 1 do ciclo.

Sharma *et al* (2003, 2004) estudaram o efeito da suplementação com progesterona durante o período pós-acasalamento em búfalas e observaram um aumento na taxa de conceção e no início da gravidez.

Kiyma *et al* (2004) estudaram o efeito da restrição alimentar nas hormonas metabólicas e reprodutivas e revelaram que o jejum induziu um aumento da concentração sérica de progesterona. As concentrações séricas médias de progesterona nas ovelhas em jejum foram de 3,6 ± 0,2 e 2,4 ± 0,1 ng/ml, em comparação com 2,0 ± 0,2 e 1,6 ± 0,01 ng/ml nos animais de controlo nos ensaios I e II da experiência.

Alexender *et al* (2007) estudaram a influência do jejum de curta duração durante a fase lútea e referiram que o jejum aumentou a concentração sérica de progesterona para 4,4 ng/ml vs 2,7 ± 0,3 ng/ml e atrasou o pico pré-ovulatório de LH.

Selvaraju *et al* (2007) estudaram o perfil de progesterona sérica durante o cio e o início da gestação em cabras Malabari e referiram que a exatidão da deteção da gestação através do nível elevado de progesterona no dia 21 após a reprodução era de 86,67% e de 100% para a deteção do estado não grávido.

Abu *et al* (2008) estudaram o efeito da progesterona exógena na resposta do estro em cabras e referiram que os animais responderam a doses variáveis de progesterona que afectaram o início do estro e a duração do ciclo estral

2.3 PARÂMETROS BIOQUÍMICOS

Os estudos de vários constituintes bioquímicos do sangue são de grande importância para compreender vários processos fisiológicos, incluindo o crescimento, o desenvolvimento e a reprodução.

Os níveis circulantes de colesterol variam em diferentes fases fisiológicas e reprodutivas, uma vez que é o precursor de todas as hormonas esteróides. Verificou-se que a glucose no sangue tem uma correlação com processos reprodutivos como a taxa de ovulação em ovelhas (Konstantinov e Radoslavov 1977). As proteínas totais são importantes do ponto de vista da saúde geral e podem apresentar variações em diferentes condições fisiológicas. A literatura disponível relativa aos parâmetros bioquímicos foi revista.

Barakat e Guindi (1967) analisaram bioquimicamente o sangue de cabras e referiram que os valores normais de glucose no sangue, colesterol e proteínas totais eram de 3,1 ± 0,4 mmol/l, 6,2 0,6 mmol/l e 65,6 g/l, respetivamente.

Konstantinov e Radoslavov (1977) verificaram que a suplementação oral de glucose durante a inseminação aumentou o nível de açúcar no sangue na segunda metade do estro em 20,50% a 23,30% e a taxa de conceção em 10% a 12,56% mais do que nos animais de controlo. Além disso, a insulina injectada duas vezes por dia a 80 UI, com um intervalo de 8 horas no momento da inseminação, reduziu o nível de açúcar no sangue em 25,9% e a taxa de conceção em 80,40%, em comparação com os animais de controlo.

Nobel *et al* (1977) registaram uma concentração média de colesterol no plasma de 128,27 ± 11,05 mg/dl e 132,061 ± 5,81 mg/dl em cios férteis e não férteis, respetivamente. Além disso, a concentração mais elevada foi observada durante o início do cio, tendo diminuído durante as fases intermédia e final do cio.

Purohit e Kohli (1977) registaram níveis de colesterol mais elevados em vacas Rathi em cio (264,30 mg%) do que em vacas que não estavam em cio (18,61 mg/ml). Além disso, foi observada uma correlação positiva entre os níveis de colesterol no soro e a idade.

Jo (1981) observou uma variação significativa no nível de proteína total em bovinos durante o ciclo estral.

Sahukar *et al* (1985) mediram o nível de colesterol no soro durante várias fases reprodutivas em vacas cruzadas e encontraram concentrações mais elevadas no cio (290,00 ± 9,31mg/dl), que diminuíram durante o metestro e mostraram uma nova queda com o avanço da gravidez.

Rutter e Manns (1986) concluíram que o conteúdo hormonal hipotalâmico - hipofisário e a concentração de receptores não foram alterados pelo aumento da disponibilidade de glicose em ovelhas adequadamente alimentadas, além disso, o aumento da disponibilidade de glicose acima do necessário para a lactação e manutenção não aumenta, mas pode suprimir o retorno precoce da atividade ovárica.

Bell *et al* (1988) estudaram as influências nutricionais e placentárias sobre o crescimento pré-natal em ovelhas e referiram que a infusão intragástrica de glucose apenas no feto era eficaz em comparação com a infusão combinada de glucose e aminoácidos para manter o crescimento fetal em ovelhas subnutridas.

Teleni *et al* (1989) relataram que, em ovelhas Merino, houve um aumento médio da taxa de ovulação de 0,33, 0,35 e 0,32 para as que receberam grãos de tremoço, infusão intravenosa de glucose e glucose + acetato, respetivamente. Mais de 90% da variação na taxa de ovulação deveu-se à taxa de entrada de glucose, confirmando que a resposta ovulatória aos grãos de tremoço é mediada por vias metabólicas que envolvem a síntese e a utilização de glucose.

Kumar *et al* (1990) referiram que o nível de colesterol plasmático total era de 40,97 ± 1,97, 55,26 ± 1,86, 45,97 ± 1,80 e 45,93 ± 1,37 mg/dl nas fases de proestro, estro, metestro e diestro do ciclo estral em novilhas, respetivamente.

Patel *et al* (1991) estudaram o perfil bioquímico do sangue de cabras durante a gestação e relataram que o nível de glicose no sangue, de proteínas totais e de colesterol entre o primeiro e o vigésimo dia de gestação variou de 45,03 mg a 59,33 mg, de 6,54 a 6,73 g % e de 105,46 a 133,14 mg %, respetivamente, em cabras Surti. Para as cabras Marwari, os valores de proteína total e colesterol total variaram de 5,91 a 6,25 g % e 148,76 a 102,35 mg %, respetivamente.

Mc Dougall *et al* (1991) afirmaram que os valores de glucose e de proteínas totais em cabras Sannen eram de 3,4 .5 mmol/l e 78,0 g/l, respetivamente.

Jana *et al* (1991) observaram alguns constituintes bioquímicos do sangue de cabras prenhes criadas em sistema de maneio extensivo e registaram valores médios de 2,4 mmol/l e 2,0 mmol/l de glucose na fase inicial e na última fase da gestação, respetivamente.

Krajnicakova *et al* (1993) estudaram o nível de colesterol e progesterona na gravidez de ovelhas e observaram um aumento não significativo da concentração, com o nível mais elevado de 1,98 ± 0,43 mmol/l de soro durante o terceiro mês de gravidez.

Funston *et al* (1995) demonstraram que a depleção da disponibilidade de glicose em ovelhas através do uso de 2-deoxi-glicose suprimiu a libertação hipofisária de LH e impediu a expressão do cio e a formação do corpo lúteo.

Vohra *et al* (1995) estudaram os níveis séricos de colesterol e de proteínas totais em vacas em ciclo normal e registaram níveis de 194,94 ± 7,79-mmol/100 ml e 8,42 ± 0,13 g/100 ml, respetivamente.

Rama Krishnan (1997) registou níveis de proteínas totais, colesterol e glucose de 6,85 ± 0,168 g/100 ml, 108,94 ± 4,64 mg/100 ml e 62,20 ± 3,23 mg/100 ml, respetivamente, em vacas normais em lactação.

Zubcic (2001) estudou os parâmetros bioquímicos no sangue de cabras fulvas e verificou que as concentrações mínimas e máximas de glucose no plasma sanguíneo, proteínas totais e colesterol variavam de 1,1 a 3,0 mmol/l, 56 a 90 g/l e 0,07 a 0,36 mmol/l, respetivamente.

Khan e Ludri (2002) referiram que o nível de glucose no sangue das cabras prenhes atingiu um pico médio de cerca de 60 ± 1,36 mg/ml aos 42-56 dias e depois baixou para 46 ± 2,36 mg/ml aos 112-126 dias, enquanto que nas cabras não prenhes os níveis foram significativamente mais elevados, exceto entre os dias 42 e 72 (59 ± 1,36 mg/ml).

Sandabe *et al (*2004) relataram que a concentração sérica média de glicose em fêmeas prenhes foi de 63,35 ± 7,70 mg/dl, significativamente menor do que 71,59 ± 1,14 mg/dl em animais não prenhes. A concentração média de colesterol para animais prenhes e não prenhes foi de 79,48 ± 14,97 e 67,29 ± 1,10 mg/dl. As concentrações médias de proteínas totais foram de 6,59 ± 0,37 e 6,43 ± 0,03 g/dl, respetivamente.

Ocak *et al* (2006) demonstraram que alterações a curto prazo na suplementação proteica podem aumentar a taxa de parição, a taxa de não retorno e o tamanho médio da ninhada em 22%, 11% e 0,21 pontos, respetivamente, em ovelhas alimentadas com uma dieta suplementar rica em proteínas em comparação com as alimentadas com uma dieta pobre em proteínas durante um período de 15 dias imediatamente após o acasalamento.

Madibela e Segwagwe (2008) estudaram o efeito nutricional da alimentação suplementar sobre os metabólitos do sangue materno e sobre o resultado da gestação em cabras Tswana e relataram que a concentração de colesterol no grupo suplementado e no grupo de controlo era de 1,65 ± 0,14 e 1,14 ± 0,14 mmol/l. A concentração de proteínas totais no grupo suplementado e no grupo de controlo foi de 66,6 ± 3,39 e 61,0 ± 3,3 g/l, respetivamente.

2.4 MINERAIS

Os oligoelementos podem influenciar o desempenho reprodutivo dos animais. Os oligoelementos podem atuar como co-factores, activadores de enzimas ou estabilizadores de estruturas moleculares secundárias (Valee e Wacker 1976). Assim, uma deficiência ou excesso de um único ou de vários oligoelementos pode levar a uma disfunção enzimática e, por conseguinte, afetar a reprodução, causando infertilidade em ovinos e caprinos (Hidiroglou 1979). A literatura disponível sobre o papel de vários oligoelementos foi analisada.

Patel *et al* (1971) estudaram a variação sazonal do teor de Cu e Fe no sangue de búfalas e novilhas Surti e referiram que o nível de Fe e Cu era mais baixo no verão do que no inverno e na estação das monções.

Sato e Henkin (1973) referiram que os níveis elevados de Cu no soro de animais prenhes poderiam estar relacionados com o aumento do Cu sob a forma da enzima ceruloplasmina em resposta ao aumento dos estrogénios e da progesterona no sangue.

Dufty *et al* (1977) estudaram a concentração de zinco no plasma de bovinos prenhes e não prenhes e revelaram que a principal fonte de flutuação na concentração de zinco em animais não prenhes se devia a diferenças entre animais individuais e a factores sazonais, enquanto que em animais prenhes os níveis de zinco no plasma se mantiveram relativamente constantes até ao final da prenhez, altura em que ocorreu o declínio.

Jankiraman (1976) referiu que, em búfalas, o nível de Fe sérico durante o cio se situava entre 401,28 e 1295,21 µg/dl, enquanto o Cu sérico variava entre 107,250 e 256,73 µg/dl, dependendo da intensidade da época de reprodução.

Mc Sporran e Lorentz (1977) estudaram os níveis de zinco no plasma de ovelhas no período periparto e não registaram nenhuma alteração consistente na concentração de zinco no plasma durante esse período, embora a média de zinco no plasma e no sangue total dos animais paridos fosse de 0,64 - 0,84 ug/ml e de 1,75 - 2,89 ug/ml, enquanto que nos animais não prenhes a concentração de cobre no plasma era de 0,69 - 0,77 ug/ml e de 2,33 - 2,64 ug/ml, respetivamente.

Apgar e Travis (1979) estudaram o efeito da dieta de zinco em ovelhas durante a gestação e a lactação, relatando que cabras deficientes em zinco perderam peso durante 2nd e 3rd lactação, embora o seu ganho de peso durante a gestação não tenha sido significativo.

Hidiroglou (1979) estudou o nível de cobre, ferro e zinco e afirmou que os níveis de cobre eram mais elevados durante o período pré-ovulatório e ovulatório, enquanto a concentração de zinco e ferro no plasma era mais elevada durante o cio.

David e Fels (1980) estudaram o efeito da suplementação de zinco no desempenho reprodutivo de cabras, referindo que a suplementação de zinco antes do acasalamento e durante a gravidez aumentou o número de cordeiros produzidos em 14%.

Haenlein (1980) referiu que eram necessários níveis mínimos de cobre, zinco e cobalto para as funções reprodutivas e produtivas normais das cabras.

Phillippo *et al* (1982) observaram que a fertilidade não estava relacionada com o estado do cobre e não se registaram melhorias com a sua suplementação.

Robinson (1983) estudou a nutrição de ovelhas prenhes e relatou que a suplementação de oligoelementos Cu, Zn, Fe e Co melhorou a taxa de parição em animais com deficiência mineral.

Masters e Moir (1983) mostraram que as ovelhas que receberam uma dieta pobre em zinco (4 mg/kg) produziram borregos que eram 17% mais leves à nascença do que os que receberam uma dieta adequada de zinco de 50 mg/kg.

Osman *et al* (1985) verificaram que os níveis de Cu nas búfalas eram mais elevados durante o cio do que na fase lútea e que a concentração era significativamente mais elevada nos animais em ciclo do que nos animais que não estavam em ciclo.

Kumar (1986) referiu que o cobre e o cobalto plasmáticos não apresentavam qualquer variação, ao passo que o ferro plasmático era significativamente mais elevado nas fases de metestro e diestro do ciclo estral das búfalas, mas a concentração plasmática de zinco era mais elevada durante a fase de diestro do ciclo.

Pond e Wallace (1986) referiram que, nas fêmeas, não se verificou qualquer efeito do zinco ou do cálcio da dieta ou das interacções Zn e Ca no que respeita ao número de borregos nascidos, à taxa de sobrevivência dos borregos e ao peso corporal das ovelhas.

Hambidge *et al* (1986) indicaram que, nas fêmeas, todas as fases da reprodução, desde o estro até ao parto e à lactação, eram afectadas negativamente pela deficiência de zinco. A deficiência materna de zinco também teve um efeito dependente da espécie no curso da gravidez e no parto do feto.

Davis *et al* (1987) referiram que, nos ruminantes, a deficiência de cobre materno pode causar infertilidade, aborto e nados-mortos e resultar no parto de crias com doenças congénitas do sistema nervoso.

Mass (1987) estudou a relação entre a nutrição e a reprodução, referindo que níveis inadequados de zinco diminuíam a fertilidade, conduziam a cios anormais, aumentavam os abortos, alteravam a contractibilidade do miométrio e prolongavam o trabalho de parto.

Phillippo *et al* (1987) estudaram o efeito do molibdénio e do ferro na dieta sobre o estado do cobre, a puberdade, a fertilidade e o ciclo do cio, referindo que a presença de molibdénio, mais do que o baixo estado do cobre, era responsável pelo atraso no início da puberdade, pela redução da taxa de conceção e pela perturbação da atividade do cio nos bovinos.

Corah e Ives (1991) estudaram o efeito de minerais vestigiais essenciais na reprodução e referiram que a deficiência de cobre provocava um atraso ou supressão do cio, uma diminuição da taxa de conceção, infertilidade e mortes embrionárias em bovinos.

Patel *et al* (1991) estudaram o perfil bioquímico sanguíneo em cabras Surti e Marwari durante a gestação, relatando que a concentração de cobre no sangue do dia 1 ao dia 20 da gestação variou entre 164,94 ± 24,97 e 215,18 ± 34,33 ug/dl no dia 1 e 156,37 ± 12,42 e 192,51 ± 20,54 ug/dl no dia 20 do ciclo.

Kulkarni *et al* (1994) registaram níveis significativamente mais elevados de Cu no soro sanguíneo de búfalas durante a fase folicular (112,20 ± 0,47 µg%) do que durante a fase lútea (95,77 ± 0,30 µg%).

Baruah e Baruah (1997) observaram níveis mais elevados de Fe, Cu, Zn e Co (0,62 ± 0,01, 1,58 ± 0,02, 75 ± 0,01 e 0,07 ± 0,003 ppm, respetivamente) durante o verão em comparação com o inverno (0,60 ± 0,02, 1,51 ± 0,02, 0,67 ± 0,01 e 0,05 ± 0,001ppm, respetivamente).

Ansotegui *et al* (1999) estudaram o efeito do suplemento de minerais vestigiais no cio, na taxa de ovulação e na fertilidade de novilhas de carne de bovino e referiram que a alimentação com suplementos minerais melhorou o desempenho reprodutivo e também aumentou o número de ovulações por novilha de 2 para 6,3.

Robert e Moeller (2001) analisaram a causa do aborto em caprinos e revelaram que, em 211 casos de aborto estudados, as deficiências minerais foram responsáveis por cerca de 4% das causas de aborto, sendo o cobre, por si só, responsável por 1% dos casos.

Breymann (2002) documentou que a deficiência de ferro, que conduziu à anemia durante a gravidez, causou um fator de risco considerável e um atraso no crescimento do feto.

Barrionuevo *et al* (2002) estudaram a inter-relação entre o ferro e o cobre e afirmaram que o cobre era essencial para mobilizar o ferro na síntese da hemoglobina, e a falta de ferro ou de cobre conduzia à anemia.

Hostetler *et al* (2003) analisaram o papel dos minerais essenciais no desenvolvimento embrionário e fetal do gado, indicando que, entre os minerais vestigiais, o zinco, o cobre e o manganês têm o maior impacto na reprodução.

Ahola *et al* (2004) estudaram o efeito da suplementação de cobre, zinco e manganês em bovinos em pastoreio, referindo que os minerais vestigiais tiveram um impacto positivo no desempenho reprodutivo quando a suplementação foi efectuada de acordo com as recomendações.

Solaiman *et al* (2006) estudaram o efeito de uma alimentação rica em cobre na saúde e no desempenho do crescimento de cabritos, indicando que uma alimentação rica em cobre pode aumentar o ganho médio diário sem provocar toxicidade nos animais.

Gurdogan *et al* (2006) investigaram a concentração sérica plasmática de Fe, Zn, Cu e Se durante a gravidez e registaram uma diminuição não significativa da concentração sérica de Zn e Cu e uma diminuição significativa da concentração sérica de Fe no dia 100 da gravidez.

Murawski *et al* (2006) estudaram o efeito da exposição prolongada ao cobre nas condições fisiológicas e na reprodução de ovelhas e revelaram que havia diferenças significativas entre os grupos de controlo e tratados com cobre em termos de fertilidade e fecundidade.

Madibela e Segwagwe (2008) estudaram o nível de vários minerais nos grupos de controlo e suplementados de cabras e relataram que o nível de minerais como o cobre e o zinco não eram diferentes entre os dois grupos e concluíram que estes minerais não eram responsáveis pelo desperdício reprodutivo nas cabras.

CAPÍTULO - III

MATERIAIS E MÉTODOS

3.1 SELECÇÃO E MANUTENÇÃO DOS ANIMAIS

O presente estudo foi efectuado em dezasseis cabras beetais saudáveis, com 2-3 anos de idade e 2nd ou 3.ª paridade. Os animais foram mantidos na exploração de investigação caprina da Guru Angad Dev Veterinary and Animal Sciences University (GADVASU), Ludhiana, sob a responsabilidade do Department of Livestock Production and Management. As cabras eram mantidas num sistema de estabulação semi-solto, em grupos de oito animais, cada um em compartimentos com uma área aberta de 50 x 30 pés quadrados e uma área fechada de 17 x 30 pés quadrados.

As cabras em estudo foram examinadas clinicamente quanto à sua saúde geral e reprodutiva. Todas as cabras eram aparentemente saudáveis, tinham um historial reprodutivo normal e apresentavam um comportamento sexual normal. O estudo foi realizado de setembro a dezembro. Os animais foram desparasitados antes do início da experiência e foram seguidos os procedimentos regulares de manutenção da exploração. O acasalamento natural foi praticado com machos mantidos na mesma exploração.

3.2 ALIMENTAÇÃO

O flushing dos dezasseis animais foi iniciado duas semanas antes da data prevista para o início do cio, com o objetivo de aumentar a taxa de ovulação.

Durante este período, os animais receberam forragens verdes e concentrados a uma taxa fixa.

As verduras foram dadas @ de 3 kg/animal/dia, dependendo da disponibilidade, como mostra a tabela abaixo. A ração concentrada, sob a forma de ração granulada fornecida pela M/s Godrej Agrovet Limited, com 16% de PC e 65-70% de TDN, bem equilibrada com aminoácidos, minerais e vitaminas, foi dada a taxas diferentes aos dois grupos de cabras.

Mês	Verde	Concentrado
setembro-outubro	Makcherry, Bajra, espigas de milho	Alimentos peletizados
novembro - dezembro	Sarsoon, Makcherry e Bajra	Alimentos peletizados
janeiro-fevereiro	Feijão-frade, Barseem e Sarsoon	Alimentos peletizados

3.3 AGRUPAMENTO DE ANIMAIS

Dezasseis cabras seleccionadas foram distribuídas aleatoriamente pelos dois grupos seguintes

A) Grupo de manutenção

B) Grupo de alimentação elevada

3.3.1 Grupo de manutenção

Este grupo era constituído por oito cabras. Estes animais foram alimentados até ao dia do início do cio. Após o acasalamento no dia 0, foram alimentadas com uma ração de manutenção a partir do primeiro dia, que incluía verduras sazonais a 3 kg/dia/animal e concentrado a 1% do peso corporal.

3.3.2 Grupo de alimentação elevada

Este grupo também era constituído por oito cabras que foram alimentadas até ao dia 0 (dia do início do cio) com verduras @ 3 kg/dia/animal e concentrado @ de 3% com base no peso corporal. Após o acasalamento, o mesmo regime alimentar foi mantido neste grupo, tal como era praticado antes da reprodução.

3.4 DETECÇÃO DE CIO E ACASALAMENTO

A partir de dez dias antes da data prevista para o início do cio, as cabras de ambos os grupos foram controladas duas vezes por dia (de manhã e ao fim do dia) para detetar sinais de cio. As cabras foram colocadas em fila de espera de manhã e ao fim da tarde para verificar o cio. Os animais foram também observados para os seguintes sinais.

- Micção frequente
- Inquietação
- Odema e hiperemia da vulva e da vagina
- Cheirar e lamber a vulva do macho ou de outras cabras
- O corço acompanha o animal em cio

- Esfregar o pescoço do macho na zona lateral da cabra
- Montagem por fivela
- Aceitação do dinheiro

Após a deteção do cio, os animais que se verificou estarem em cio foram autorizados a acasalar naturalmente com machos. O acasalamento foi permitido duas vezes durante o cio, a primeira no início do cio e a segunda com um intervalo de 10-12 horas.

3.5 CONFIRMAÇÃO DA GRAVIDEZ

Os animais foram considerados prenhes com base nos seguintes critérios.

i. **Não retorno ao cio**

Os animais foram examinados para deteção de cios de três em três semanas após o acasalamento. Considerou-se que um animal estava grávido se não voltasse ao cio durante dois ciclos estrais consecutivos.

ii. **Ganho de peso corporal**

O peso corporal dos animais foi monitorizado mensalmente e um aumento regular do peso corporal foi uma indicação do estado de gravidez do animal.

iii. **Nível de progesterona**

O nível de progesterona plasmática foi analisado em dias pré-determinados após o acasalamento e a manutenção de um nível elevado de progesterona durante um ciclo estral completo foi considerada como critério para considerar o estado de gestação dos animais. As cabras com baixa concentração de progesterona no dia 20 foram consideradas não prenhes.

3.6 RECOLHA DE AMOSTRAS DE SANGUE

As amostras de sangue foram colhidas assepticamente por punção venosa jugular de todos os dezasseis animais de ambos os grupos, de manhã, antes da alimentação. O sangue foi colhido em dois anti-coagulantes diferentes.

i) Fluoreto de sódio - Para a determinação da glucose no sangue

ii) Heparina - Para outros parâmetros

3.7 PLANO DE AMOSTRAGEM

Foi colhido um total de seis amostras de sangue de cada animal, de acordo com o seguinte calendário:

Número da amostra	Dia do ciclo estral
1	0
2	3
3	4
4	5
5	10

6	20

3.8 RECOLHA E TRATAMENTO DE AMOSTRAS DE SANGUE

Foram colhidos 1-2 ml de sangue em frascos de fluoreto de sódio para a estimativa da glucose no sangue e 7-8 ml de sangue em frascos heparinizados limpos para a análise de outros parâmetros. As amostras de sangue foram então transportadas rapidamente para o laboratório num balde de gelo. As amostras foram centrifugadas a 2500-3000 rpm durante 30 minutos. O plasma foi separado e armazenado em pequenas alíquotas a -20°C para posterior análise de vários parâmetros.

3.9 ANÁLISE HORMONAL DO PLASMA SANGUÍNEO

Ensaio de progesterona no plasma

Os níveis circulantes de progesterona foram estimados em amostras de todas as dezasseis cabras da raça Beetle pertencentes aos grupos de manutenção e de alimentação elevada, utilizando a técnica de radioimunoensaio. Foram utilizados kits de Radio Immuno Assay (RIA) (Immunotech, França) para a estimativa da hormona progesterona. Todas as amostras foram analisadas num único ensaio para evitar qualquer variação entre ensaios. Evitou-se a descongelação repetida das amostras. A radioatividade total no complexo antigénio-anticorpo formado durante o procedimento de ensaio foi estimada no contador gama. A sensibilidade do método foi de 0,05 ng/ml, conforme mencionado no protocolo do kit de ensaio. O kit RIA foi concebido para a determinação quantitativa da progesterona no soro/plasma através da técnica de ensaio direto. O método baseia-se no princípio de que o antigénio (progesterona) das amostras/padrões compete com o radiotraçador por locais de ligação limitados no anticorpo presente nos tubos revestidos de anticorpos fornecidos nos kits de ensaio. No final da incubação, a quantidade de marcador ligada ao anticorpo é inversamente proporcional à quantidade de antigénio presente nos padrões ou nas amostras. A quantidade ligada aos tubos revestidos com anticorpos é comparada com os valores dos padrões conhecidos e a concentração de progesterona nas amostras pode ser calculada através da contagem da radioatividade nos tubos de ensaio no contador gama e, em seguida, lendo a concentração de progesterona a partir da curva padrão feita no papel logit log.

3.10 CONSTITUINTES BIOQUÍMICOS DO PLASMA SANGUÍNEO

Os vários constituintes bioquímicos do plasma sanguíneo foram estimados pelos seguintes métodos.

3.10.1 Estimativa da glucose plasmática

A determinação da glucose plasmática foi efectuada através de técnicas normalizadas, utilizando os kits Bayer Autopac, que se baseiam no princípio da glucose oxidase/peroxidase. A glucose é oxidada pela glucose oxidase (GOD) em ácido glucónico e peróxido de hidrogénio. O peróxido de hidrogénio, na presença de peroxidases (POD), oxida o cromogénio 4 -

Aminoantipirina/composto fenólico num composto de cor vermelha. A intensidade do composto de cor vermelha é proporcional à concentração de glucose e é medida no comprimento de onda de 505 nm.

3.10.2 Estimativa das proteínas totais do plasma

A estimativa das proteínas totais foi efectuada pelo método de Biureto (Reinnold 1953), utilizando kits Bayer Autopac. Este método baseia-se no princípio de que a ligação peptídica da proteína forma um complexo de cor azul violeta com iões cúpricos em meio alcalino. A intensidade da cor é diretamente proporcional ao número de ligações peptídicas e a cor é lida a 540 nm de comprimento de onda.

3.10.3 Estimativa do colesterol plasmático total

A estimativa do colesterol no plasma foi efectuada por método enzimático, utilizando kits normalizados. Os ésteres de colesterol são hidrolisados pela enzima colesterol esterase em colesterol e ácidos gordos. Este colesterol é oxidado pela enzima colesterol oxidase em colesterona e peróxido de hidrogénio. O peróxido de hidrogénio, na presença de peroxidase, oxida o cromogénio - 4 - Aminoantipirina/composto fenólico num complexo de quinonas de cor vermelha. A concentração de colesterol na amostra é diretamente proporcional à intensidade do composto vermelho, que é medida a 500 nm de comprimento de onda.

3.10.4 Estimativa de vários microelementos

Os minerais - Cobre (Cu), Cobalto (Co), Ferro (Fe) e Zinco (Zn) foram analisados utilizando o espetrofotómetro de absorção atómica Element AS AAS 4139, EC India. As amostras de plasma foram digeridas em ácido triplo, ou seja, ácido nítrico, ácido perclórico e ácido sulfúrico, na proporção de 10:3:1. Neste método, foram colhidos 3 ml de amostras de plasma e adicionados 20 ml do ácido triplo. As amostras foram então evaporadas numa placa quente até o volume restante ser de cerca de 2 ml. Foram efectuadas três lavagens a cada amostra e o volume final foi aumentado para 10 ml por adição de água destilada tripla. Este método é descrito por Ludmilla (1976). Os volumes finais preparados foram armazenados em frascos de plástico num frigorífico para posterior estimativa dos minerais.

3.11 ANÁLISE ESTATÍSTICA

Os dados foram analisados através da aplicação do teste t de Student para os diferentes grupos e os valores nos diferentes dias foram comparados através da aplicação da análise de variância de acordo com o método descrito por Snedecor e Cochran (1968).

CAPÍTULO IV

RESULTADOS E DISCUSSÃO

4.1 TAXA DE CONCEPÇÃO

Todas as dezasseis cabras Beetal pertencentes a ambos os grupos, isto é, ao grupo de alimentação elevada e ao grupo de manutenção, puderam acasalar naturalmente com os machos designados para esta experiência e os resultados da taxa de conceção em ambos os grupos são apresentados no quadro 1 e na figura 1. A taxa de conceção no grupo de manutenção foi superior à taxa de conceção no grupo de alimentação elevada. No grupo de alimentação elevada, em que se continuou a dar ração suplementar mesmo depois do acasalamento, em oito animais acasalados seis cabras conceberam, o que corresponde a uma taxa de conceção de 75%. No grupo de manutenção, em que a alimentação foi reduzida para a ração de manutenção após o acasalamento, sete dos oito animais conceberam, o que corresponde a uma taxa de conceção de 87,5%.

Uma ingestão alimentar elevada durante pelo menos 4-5 dias antes do acasalamento (flush feeding) maximiza a taxa de ovulação (Beltranena *et al.*, 1991). No entanto, a continuação desta alimentação elevada após o acasalamento tem um efeito prejudicial na sobrevivência embrionária. Dyck e Strain (1983) referiram que um consumo elevado de ração antes do acasalamento seguido de um período de 10 dias de alimentação restrita após o acasalamento maximizava a taxa de ovulação e a sobrevivência embrionária. As marrãs alimentadas *ad libitum* antes do acasalamento e que passaram a uma alimentação restrita após o acasalamento tinham um maior número de embriões presentes ao 30° dia do que as marrãs que continuaram a ser alimentadas *ad libitum*.

Quadro 1: Taxa de conceção nas cabras dos grupos de alimentação elevada e de manutenção

Grupo / Parâmetro	Grupo de alimentação elevada	Grupo de manutenção
N.º de animais em cada grupo	8	8
Número de animais que conceberam	6	7
Taxa de conceção	**75%**	**87.5%**

Nas ovelhas, também se verificou que uma alimentação elevada após o acasalamento tem um efeito deletério na conceção (West *et al* 1991). O efeito negativo de uma alimentação elevada na taxa de conceção pode ser mediado por uma diminuição da concentração plasmática de progesterona (Novak *et al.*, 2003). Níveis mais baixos de progesterona circulante durante o início da gravidez podem ter efeitos prejudiciais na manutenção da gravidez, conduzindo a uma taxa de conceção mais baixa. Assim, observou-se que a prática de um regime alimentar "Alto-Baixo", ou seja, um nível elevado de alimentação antes do acasalamento e um nível baixo de alimentação após o acasalamento, tem um efeito positivo na ovulação e na taxa de conceção.

No presente estudo observou-se uma grande melhoria na taxa de parição quando comparada com o registo anterior da exploração (comunicação pessoal). Dos dezasseis animais seleccionados para a experiência, independentemente da manipulação da dieta, treze cabras ficaram prenhes, o que corresponde a uma taxa de prenhez de 81,25%. Todos os treze animais que conceberam deram à luz gémeos, o que corresponde a uma taxa de gemelaridade de 100%. Esta melhoria extraordinária da taxa de gemelaridade pode dever-se à alimentação em flush durante cerca de duas semanas antes do acasalamento e/ou à manipulação da dieta após o acasalamento, a partir do primeiro dia do ciclo estral. Tem sido relatado que a alimentação em flush melhora a ovulação, quer aumentando o crescimento de folículos mais pequenos, quer salvando os folículos pré-ovulatórios da atresia (Beltranena 1991), aumentando assim as taxas de gemulação (Coop 1966). A manipulação da dieta após o acasalamento pode levar a um aumento da taxa de conceção e/ou de gémeos devido à diminuição da mortalidade embrionária (Molle *et al* 1995).

Apesar de os dados actuais serem insuficientes para se chegar a conclusões ousadas, com base nos resultados é óbvio que a manipulação da dieta após o acasalamento tem grande importância para melhorar o desempenho reprodutivo das cabras.

4.2 ESTUDO HORMONAL

4.2. 1Progesterona plasmática

As concentrações médias de progesterona plasmática circulante nos grupos de alimentação de manutenção e de alimentação elevada, bem como nos animais gestantes e não gestantes, são apresentadas nos quadros 2 e 3 e nas figuras 2 e 3.

As concentrações plasmáticas médias no grupo de manutenção de cabras no dia 0 e no dia 3 do ciclo estral foram de 0,63 ± 0,06 e 2,23 ± 0,60 ng/ml, respetivamente. Estes valores não são significativamente diferentes da concentração obtida no grupo de alimentação elevada nos mesmos dias (0,58 ± 0,06 e 2,20 ± 0,17 ng/ml, respetivamente). As concentrações de progesterona plasmática obtidas no dia 4 do ciclo estral/pré-gestação precoce no grupo de manutenção (3,70 ± 0,70 ng/ml) foram significativamente diferentes ($P<0,05$) das concentrações do dia 0, ao passo que, no caso do grupo de alimentação elevada, a concentração média de progesterona no dia 4 (2,80 ± 0,17 ng/ml) não variou significativamente em relação à concentração do dia 0. A concentração plasmática de progesterona no grupo de manutenção nos dias 5, 10 e 20 foi de (5,20 ± 0,64, 8,43 ± 0,98 e 10,44 ± 1,29 ng/ml, respetivamente), que foram significativamente mais elevadas em comparação com as concentrações obtidas no grupo de alimentação elevada (4,45 ± 0,57, 7,10 ± 1,09 e 7,21 ± 1,49 ng/ml, respetivamente). Como esperado em ambos os grupos, o nível mais baixo de progesterona plasmática foi observado no dia 0 (o dia do início do cio). A concentração média global de progesterona no grupo

Quadro 2: Concentração plasmática de progesterona nos grupos de cabras com alimentação elevada e de manutenção (média ± S.E.)

Dia do ciclo estral	Concentração de progesterona no plasma (ng/ml)	
	Grupo de alimentação elevada	Grupo de manutenção
0	$0,58^{a} \pm 0,06$	$0,63^{a} \pm 0,06$
3	$2,02^{ab} \pm 0,17$	$2,23^{ab} \pm 0,60$
4	$2,80^{ab*} \pm 0,17$	$3,70^{ab\#} \pm 0,70$
5	$4,45^{bc}$ *$\pm 0,57$	$5,20^{bc\#} \pm 0,64$

10	7,10^{c*} ± 1,09	8,43$^{cd\#}$ ± 0,98
20	7,21^{c*} ± 1,49	10,44$^{d\#}$ ± 1,29
Média	**4.03 ± 0.62**	**5.10 ± 0.44**

^{a,b} - Os valores com sobrescritos diferentes diferem significativamente dentro do grupo (p<0,05)

$^{*,\#}$ - Os valores com sobrescritos diferentes diferem significativamente entre os grupos (p<0,05)

Quadro 3: Concentração plasmática de progesterona em cabras prenhes e não prenhes (média ± S.E.)

Dia do ciclo estral	Concentração de progesterona no plasma (ng/ml)	
	Grávida	Não grávida
0	0,61^{a} ± 0,05	0,58^{a} ± 0,08
3	2,09^{ab} ± 0,36	2,28^{ab} ± 0,42
4	3,17^{bc} ± 0,43	3,6^{b} ± 0,71

5	$4,93^{c} \pm 0,50$	$4,37^{b} \pm 0,66$
10	$7,587^{d} \pm 0,92$	$8,30^{c} \pm 1,2$
20	$10,48^{e*} \pm 0,65$	$1,63^{ab\#} \pm 0,78$
Média	**4.81 ± 0.32**	**3.46 ± 0.22**

^{a,b} - Os valores com sobrescritos diferentes diferem significativamente dentro do grupo (p<0,05)

$^{*,\#}$ - Os valores com sobrescritos diferentes diferem significativamente entre os grupos (p<0,05)

O grupo de alimentação elevada foi significativamente (P<0,05) diferente do observado no grupo de manutenção.

Independentemente dos níveis de alimentação, as concentrações plasmáticas basais de progesterona no dia 0 em animais gestantes e não gestantes foram de 0,61 ± 0,05 e 0,58 ± 0,08 ng/ml, respetivamente (Quadro 3). O nível começou a aumentar a partir do terceiro dia em ambos os grupos. Nas cabras não prenhes, a concentração plasmática de progesterona atingiu um pico de 8,30 ± 1,2 ng/ml no dia 10, diminuindo depois para 1,63 ± 0,78 ng/ml no dia 20. No entanto, no caso das cabras prenhes, a concentração plasmática de progesterona continuou a aumentar e, no dia 20, a concentração era de 10,98 ±

0,65 ng/ml, o que foi significativamente diferente (P<0,05) das concentrações registadas nos animais não prenhes no dia correspondente.

A concentração de progesterona após o acasalamento nos animais experimentais seguiu um padrão fixo no qual foram observadas três fases importantes em todos os animais. Uma fase essencial de baixa concentração, a partir do dia 0, durante a qual a concentração de progesterona permaneceu baixa, a segunda fase de aumento da concentração de progesterona durante a fase lútea inicial, do dia 3 ao dia 10, e a terceira fase em que o aumento da progesterona se manteve nos animais prenhes no dia 20. Durante o presente estudo, as concentrações plasmáticas de progesterona no dia 0, tanto no grupo de manutenção como no grupo de alimentação elevada, foram baixas e variaram entre 0,55 e 0,65 ng /ml. Os baixos níveis encontrados nesta fase estão bastante de acordo com os relatados por Pathiraja *et al* (1991) e Selvaraju (2007). No entanto, alguns trabalhadores registaram níveis inferiores a estes no dia 0 (Miller e Moore 1976, Wilmut *et al* 1985). Durante a fase lútea, o aumento na concentração de progesterona foi observado a partir do dia 3 até 7 - 8 ng/ml no dia 10. Concentrações semelhantes foram observadas por Irving *et al* (1972) e Selvaraju (2007). No entanto, diferentes investigadores relataram concentrações plasmáticas de progesterona mais elevadas (Zarakawi e Soukouti 2001, Tanaka *et al* 2003) ou mais baixas (Thornburn e Schneider 1972, Miller e Moore 1976, Wilmut *et al* 1985) do que os níveis observados durante o presente estudo. Foi observado um declínio precipitado para um nível de 0,5-1,5 ng/ml nas concentrações de progesterona em animais não grávidos. Como esperado, esta queda súbita na concentração de progesterona no plasma pode ser devida à regressão do corpo lúteo em animais que não conseguiram conceber (Hafez e Jainudeen 1980). Independentemente da manipulação da alimentação, nos animais prenhes de ambos os grupos, as concentrações permaneceram elevadas no dia 20. Concentrações elevadas semelhantes de progesterona foram documentadas por Shemesh *et al* (1973) e Selvaraju (2007).

A progesterona tem uma influência importante na maturação folicular, na passagem do embrião fertilizado através do oviduto para o útero, na secreção de leite uterino pelas glândulas endometriais e na manutenção de um ambiente no útero propício ao estabelecimento de uma gravidez bem sucedida (Smith 1988). Curiosamente, nos animais em que se procedeu à manipulação da alimentação após a reprodução, ou seja, no grupo de manutenção, as concentrações plasmáticas de progesterona foram significativamente mais elevadas a partir do quarto dia ($P<0,05$) do que nos animais do grupo de alimentação elevada. Observações semelhantes de aumento da concentração de progesterona após a manipulação da alimentação foram efectuadas em ovelhas (Parr 1992), porcos (Jindal *et al* 1996 e Novak *et al* 2003) e coelhos (Partiridge 1989), indicando que a sobrealimentação imediatamente após o acasalamento pode reduzir a concentração periférica de progesterona durante o início da gravidez.

Em ambos os grupos, a concentração de progesterona plasmática começou a aumentar durante a fase metastérica e continuou a aumentar durante a fase diastérica nos dias 4, 5 e 10. Ambos os grupos seguiram o mesmo padrão de aumento da progesterona plasmática até ao dia 10 do ciclo. Uma diferença significativa na concentração de progesterona plasmática entre os dois grupos a partir do dia 4 indica um aumento precoce da progesterona plasmática no grupo de manutenção, no qual o nível de alimentação foi reduzido a partir do dia 1. Esta diferença constitui uma prova clara de que a manipulação da alimentação durante o período pós-acasalamento pode antecipar o aumento da concentração de progesterona plasmática, que é essencial para o êxito da manutenção da gravidez.

Independentemente da manipulação da alimentação, as cabras prenhes e não prenhes pertencentes a ambos os grupos apresentaram um padrão semelhante de concentração de progesterona no plasma durante o início da gestação, ou seja, até ao décimo dia, o que era de esperar porque, após a ovulação, as células da granulosa e as células theca no interior do folículo rompido sofrem leutinização e formam um corpo lúteo (CL). Este CL é a fonte de secreção de progesterona. Assim, quer o animal tenha concebido ou não, houve formação de um corpo lúteo maduro no local da ovulação (Hafez e Jainudeen 1980). No caso de o animal não conceber, há libertação de prostaglandina F2α do corno uterino não grávido impregnado de progesterona, que chega ao ovário através do mecanismo de troca de contracorrente, provocando a lise do corpo lúteo e resultando num declínio súbito da secreção de progesterona. Por outro lado, se o animal conceber, o CL persiste durante toda a gestação, o que é essencial para a manutenção da gravidez. Nos presentes estudos, um aumento precoce da progesterona plasmática no grupo de manutenção, em comparação com os grupos de alimentação elevada, indica que a manipulação nutricional durante o período pós-acasalamento pode melhorar a concentração precoce de progesterona plasmática, que é essencial para a sobrevivência embrionária e a manutenção da gravidez. Uma taxa de conceção mais elevada no grupo de manutenção confirma esta presunção e cumpre o principal objetivo do presente estudo.

4.3 CONSTITUINTES BIOQUÍMICOS DO SANGUE

4.3.1 Glicose total no sangue

A concentração média de glucose total no grupo de manutenção e no grupo de alimentação elevada de cabras Beetal é apresentada no quadro 4 e na figura 4.

As concentrações médias de glucose total no sangue nos grupos de manutenção e de alimentação elevada no dia 0 foram de 64,25 ± 1,70 e 65,62 ± 2,74 mg/dl, respetivamente. A concentração média do dia 3 ao dia 20 no grupo de manutenção variou entre 62,62 ± 2,01 e 48,87 ± 2,26 mg/dl, enquanto no grupo de alimentação elevada variou entre 63,75 ± 3,69 e 49,75 ± 1,20 mg/dl. As concentrações não variaram significativamente entre os dois grupos. As concentrações médias no grupo de manutenção e no grupo de alimentação elevada no dia 0 (dia do início do cio) foram significativamente mais elevadas do que as concentrações no dia 20 ($P<0,05$).

Quando os dados foram ordenados com base no estado de gestação dos animais, independentemente da manipulação da dieta (Quadro 5), observou-se que as concentrações médias de glucose total no sangue em cabras prenhes e não prenhes que receberam

Tabela 4: Concentração plasmática de glucose nos grupos de alimentação elevada e

Grupos de manutenção de cabras (Média ± S.E.)

Dia do ciclo estral	Concentração de glucose no plasma (mg/dl)	
	Grupo de alimentação elevada	Grupo de manutenção
0	65,62[a] ± 2,74	64,25[a] ± 1,70
3	63,75[ab] ± 3,69	62 .62[a] ± 2.01
4	59,75[ab] ± 3,01	58,62[b] ± 2,95
5	54,37[bc] ± 2,20	55,00[bc] ± 2,44
10	49,75[c] ± 1. 20	48,87[c] ± 2. 26
20	51,75a[c] ± 1. 79	50,75[bc] ± 2,20

Média	**57.31 ± 1.01**	**56.68 ± 0.47**

a,b - Os valores com sobrescritos diferentes diferem significativamente dentro do grupo ($p<0,05$)

Quadro 5: Concentração de glucose no plasma em mulheres grávidas e não grávidas

Cabras prenhes (Média ± S.E.)

Dia do ciclo estral	**Concentração de glucose no plasma (mg/dl)**	
	Grávida	Não grávida
0	$65,30^{a} \pm 1,65$	$63,33^{ab} \pm 2,72$
3	$63.76^{ab} \pm 2,26$	$65,00^{a} \pm 4,49$
4	$58,84^{ab} \pm 2,35$	$59,66^{ab} \pm 4,00$
5	$54,15^{b} \pm 1,91$	$57,0^{ab} \pm 1,41$
10	$48,92^{c} \pm 1,52$	$50,00^{c} \pm 0,47$
20	$49,36^{c} \pm 1,32$	$58,66^{ab} \pm 0,54$

Média	56.55 ± 0.63	58.9 ± 1.23

[a,b] - Os valores com sobrescritos diferentes diferem significativamente dentro do grupo ($p<0,05$)

dia 0 foram 65,30 ± 1,65 mg/dl e 63,33 ± 2,72 mg/dl, respetivamente, e a diferença entre os valores não foi significativa.

As concentrações de glicose obtidas no presente estudo em animais prenhes do dia 3 ao dia 20 variaram entre 63,76 ± 2,26 mg/dl e 48,92 ± 1,52 mg/dl e em animais não prenhes variaram entre 65,00 ± 4,49 e 50,00 ± 0,47 mg/dl. Estas concentrações são semelhantes às registadas por Sandabe *et al* (2004) para cabras prenhes e não prenhes.

Verificou-se que as concentrações médias totais de glucose no sangue eram mais elevadas no dia 0 (dia do início do cio), o que está de acordo com os dados históricos (Hodgson *et al.,* 1932). São necessários níveis óptimos de glicose no sangue no corpo do animal para manter a eficiência reprodutiva. A variação do nível de glucose parece estar relacionada com a fase do ciclo estral. No presente estudo, o aumento da concentração de glucose no sangue durante o cio pode dever-se à elevada libertação de cortisol nesta altura, que provoca um aumento da gluconeogénese. Os níveis de glicose no sangue afectam o eixo neuroendócrino reprodutivo, actuando direta ou indiretamente aos níveis hipotalâmico, hipofisário ou gonadal, alterando assim o processo de reprodução

(Booth 1990). Vinoles *et al* (2005) referiram que o efeito imediato da nutrição não é mediado por alterações no sistema de feedback FSH-estradiol, mas por um aumento da glucose. Além disso, se a hipoglicemia persistir durante o cio e logo após a cobrição, pode causar uma redução da glicose na mucosa genital, causando falta de energia para os espermatozóides fertilizarem os óvulos (Mc Clure 1968).

4.3.2 Proteínas plasmáticas totais

Os resultados da concentração média de proteínas plasmáticas nos grupos de alimentação de manutenção e de alimentação elevada, bem como nas cabras prenhes e não prenhes, são apresentados nos quadros 6 e 7 e nas figuras 6 e 7.

As concentrações médias de proteínas plasmáticas totais nos grupos de manutenção e de alta alimentação no dia 0 do ciclo estral foram de 4,93 ± 1,69 e 5,36 ± 0,11 g/dl, respetivamente. A concentração de proteínas plasmáticas começou a aumentar lentamente após o início do cio até ao dia 10, tanto no grupo de manutenção como no grupo de alimentação elevada (6,13 ± 2,36 e 6,55 ± 0,25 g/dl, respetivamente). Os níveis médios da concentração total de proteínas plasmáticas nos dias 4, 5 e 10 foram significativamente diferentes ($P<0,05$) em comparação com os níveis no dia 0 e no dia 20 em ambos os grupos, mas os níveis estavam bem dentro da faixa normal. A média geral das proteínas plasmáticas totais nos grupos de alimentação elevada e de manutenção foi de 6,02 ± 0,34 e 5,81 ± 0,13 g/dl, respetivamente, mas os níveis não foram significativamente diferentes entre os dois grupos.

Quando os dados foram analisados com base no estado de gestação dos animais, independentemente da manipulação da alimentação, foram encontradas concentrações plasmáticas mais elevadas em cabras prenhes e não prenhes no dia 10 (6,35 ± 0,32 e 6,23 ± 0,54 g/dl, respetivamente) em comparação com o dia 0 do cio, tanto nas cabras prenhes (5,08 ± 0,20 g/dl) como nas não prenhes (5,10 ± 0,55 g/dl). No presente estudo, a concentração de proteínas totais variou entre 6,35 ± 0,32 e 5,08 ± 0,20 g/dl para as cabras gestantes e 6,23 ± 0,54 e 5,10 ± 0,55 g/dl para as cabras não gestantes, o que está de acordo com as concentrações registadas por Sandabe *et al* (2004).

Quadro 6: Concentração plasmática de proteínas totais nos grupos de cabras alimentadas com ração elevada e de manutenção (média ± S.E.)

Dia do ciclo estral	**Concentração de proteínas totais no plasma (g/dl)**	
	Grupo de alimentação elevada	Grupo de manutenção
0	$5,36^{c} \pm 0,11$	$4,93^{b} \pm 1,69$
3	$5,91^{bc} \pm 0,16$	$5,48^{ab} \pm 1,27$

4	$6,18^{ab}$ ± 0. 17	$6,22^{a}$ ± 2,19
5	$6,42^{ab}$ ± 0,13	$6,28^{a}$ ± 1,41
10	$6,55^{a}$ ± 0,25	$6,13^{a}$ ± 2,36
20	$5,71^{bc}$ ± 0,27	$5,82^{a}$ ± 1,76
Média	**6.02 ± 0.37**	**5.81 ± 0.13**

^{a,b} - Os valores com sobrescritos diferentes diferem significativamente dentro do grupo ($p<0,05$)

Quadro 7: Concentração plasmática de proteínas totais em cabras gestantes e não gestantes (média ± S.E.)

Dia do ciclo estral	Concentração de proteínas totais no plasma (g/dl)	
	Grávida	Não grávida
0	$5,08^{b}$ ± 0,20	$5,10^{c}$ ± 0,55
3	$5,63^{ab}$ ± 0,28	$5,46^{b}$ ± 0,63

4	$6{,}13^{a} \pm 0{,}15$	$5{,}56^{b} \pm 0{,}67$
5	$6{,}31^{b} \pm 0{,}24$	$5{,}70^{b} \pm 0{,}37$
10	$6{,}35^{a} \pm 0{,}32$	$6{,}23^{a} \pm 0{,}54$
20	$5{,}95^{ab} \pm 0{,}32$	$5{,}53^{b} \pm 0{,}16$
Média	**5.91 ± 0.10**	**5.6 ± 0.12**

^{a,b} - Os valores com sobrescritos diferentes diferem significativamente dentro do grupo ($p<0{,}05$)

A importância de uma concentração óptima de proteínas no sangue para manter a eficiência reprodutiva e a fertilidade dos animais de criação está bem estabelecida (Herrick 1977). No presente estudo, a concentração plasmática de proteínas totais nos grupos de manutenção e de alimentação elevada foi inferior no dia 0 (dia do início do cio) em comparação com os outros dias do ciclo estral. Kumar *et al* (1990) também registaram níveis mais baixos de proteínas plasmáticas durante a fase de cio. Os níveis médios de proteínas totais começaram a aumentar, atingindo um nível máximo no dia 10 em ambos os grupos. A gama e o padrão de alteração da concentração de proteínas plasmáticas durante o período de estudo foram semelhantes nos grupos de alimentação elevada e de manutenção.

Os resultados do presente estudo indicaram que a manipulação da alimentação das cabras fetais nos períodos pré e pós-acasalamento não teve qualquer efeito significativo sobre os níveis totais de proteínas plasmáticas ou sobre o padrão de alteração durante o período de estudo. As concentrações observadas do dia 1 ao dia 20 de gestação estavam dentro da faixa normal. Valores semelhantes foram registados por Patel *et al* (1991) em cabras Marwari e Surti.

4.2.3 Colesterol total no plasma

Os resultados relativos ao colesterol plasmático total nos grupos de alimentação rica e de manutenção, bem como nas cabras prenhes e não prenhes, são apresentados nos quadros 8 e 9 e nas figuras 8 e 9.

A concentração média de colesterol plasmático total no grupo de alimentação elevada e no grupo de manutenção variou de 68,75 ± 3,91 a 52,62 ± 1,29 mg/dl e de 71,62 ± 3,88 a 58,25 ± 1,85 mg/dl. A concentração média de colesterol plasmático total no dia 0 do ciclo estral tanto no grupo de alimentação elevada como no grupo de manutenção

Tabela 8: Concentração plasmática de colesterol nos grupos de cabras alimentadas com ração elevada e de manutenção (média ± E.S.)

Dia do ciclo estral	Concentração de colesterol no plasma (mg/dl)	

	Grupo de alimentação elevada	Grupo de manutenção
0	62,12^{ab} ± 4,25	64,5^{ab} ± 4,60
3	60,87^{ab} ± 3,40	62,87^{ab} ± 3,79
4	68,75^{a} ± 3,91	71,62^{a} ± 3,88
5	64,87^{ab} ± 2,26	66,37^{ab} ± 2,84
10	58,5^{ab} ± 3,30	62,00^{ab} ± 3,88
20	52,62^{b} ± 1,29	58,25^{c} ± 1,85
Média	**61.29 ± 1.27**	**64.43 ± 1.10**

^{a,b} - Os valores com sobrescritos diferentes diferem significativamente dentro do grupo ($p<0,05$)

Tabela 9: Concentração plasmática de colesterol em cabras prenhes e não prenhes (Média ± S.E.)

Dia do ciclo estral	Concentração de colesterol no plasma (mg/dl)

	Grávida	Não grávida
0	$63,92^{ab} \pm 3,89$	$60,66^{ab} \pm 1,76$
3	$61,84^{ab} \pm 3,11$	$62,00^{a} \pm 3,4$
4	$73,30^{a*} \pm 2,42$	$56,66^{ab\#} \pm 6,66$
5	$67,38^{a*} \pm 1,67$	$58,00^{ab\#} \pm 5,29$
10	$62,69^{ab*} \pm 2,61$	$49,66^{b\#} \pm 4,84$
20	$54,61^{b} \pm 1,23$	$56,00^{ab} \pm 1,00$
Média	**63.96 ± 1.42**	**57.16 ± 1.53**

^{a,b} - Os valores com sobrescritos diferentes diferem significativamente dentro do grupo (p<0,05)

$^{*,\#}$ - Os valores com sobrescritos diferentes diferem significativamente entre os grupos (p<0,05)

As concentrações médias de colesterol total no grupo de manutenção foram 62,12 ± 4,25 e 64,5 ± 4,60 mg/dl, que são significativamente diferentes das concentrações do dia 20 (P<0,05). A concentração média de colesterol plasmático total no grupo de alimentação elevada nos dias 3, 4 e 5 foi de 60,87 ± 3,40, 68,75 ± 3,91 e 64,87 ± 2,26 mg/dl, respetivamente, e os valores não diferiram significativamente dos níveis do dia 0. No entanto, verificou-se que as concentrações plasmáticas médias no dia 20 eram significativamente inferiores à concentração média no dia 0 do ciclo estral. Foi observada uma tendência semelhante no grupo de manutenção, em que as concentrações plasmáticas médias de colesterol total variaram entre 71,62 ± 3,88 e 62,00 ± 3,88 do dia 3 ao dia 10 e foram significativamente mais baixas no dia 20 (58,25 ± 1,85) em comparação com as concentrações observadas no dia 0.

Independentemente da manipulação da dieta, quando os dados foram analisados com base no estado de gestação das cabras, observou-se que o nível mais alto foi encontrado no dia 4 (73,30 ± 2,42 mg/dl) e o nível mais baixo foi encontrado no dia 20 (54,61 ± 1,23 mg/dl), respetivamente, em cabras prenhes. Do mesmo modo, nas cabras não grávidas, os níveis mais elevados e mais baixos foram encontrados no dia 3 (62,00 ± 3,4 mg/dl) e no dia 10 (49,66 ± 4,84 mg/dl), respetivamente. As concentrações obtidas nos dias 10 e 20 foram significativamente diferentes ($P<0,05$) entre animais prenhes e não prenhes.

A concentração de colesterol no presente estudo para animais não gestantes e gestantes (67,66 ± 7,50 e 71,69 ± 0,97 mg/dl, respetivamente), foram bastante semelhantes aos resultados obtidos por Sandabe *et al* (2004). O colesterol actua como precursor das hormonas esteróides, pelo que o seu nível pode afetar a adequação circulatória destas hormonas que são responsáveis pela eficiência reprodutiva normal.

As concentrações plasmáticas de colesterol eram significativamente mais elevadas na altura do cio (Mc Dougall *et al.*, 1991). Embora não tenham sido estimados no presente estudo, os níveis mais elevados de estradiol na altura do cio podem ser um dos principais efeitos que favorecem o aumento da biossíntese do colesterol endógeno. O estrogénio tem um efeito no metabolismo dos hidratos de carbono que, por sua vez, provoca um aumento da produção de colesterol a partir do acetato (Purohit e Kohli 1977). A concentração de colesterol era mais elevada nas cabras prenhes do que nas não prenhes. Achados semelhantes foram registados por Sandabe *et al* 2004.

4. 3MINERAIS DE RASTREIO

COBRE (CU), FERRO (FE), ZINCO (ZN) E COBALTO (CO)

Os resultados das várias concentrações de minerais estimadas nos grupos de manutenção e de alimentação elevada, bem como nos animais gestantes e não gestantes, são apresentados nos quadros 10 a 17 e nos gráficos 10 a 13.

4.3.1 Concentração de cobre (Cu)

A **concentração** média **de cobre plasmático (Cu)** no grupo de alimentação rica variou de 106,63 ± 10,46 a 123,98 ± 3,54 µg/dl e no grupo de alimentação manipulada de 102,48 ± 12,37 a 128,04 ± 10,75 µg/d. A concentração de cobre no plasma não mostrou qualquer diferença significativa durante os diferentes dias do ciclo estral. A concentração no dia 0 no grupo de manutenção e no grupo de alimentação elevada foi de 112,33 ± 16,17 e 115 ± 16,94 µg/dl, respetivamente, tendo aumentado ligeiramente até ao dia 5 em ambos os grupos. As concentrações no dia 20 nos grupos de manutenção e de alimentação elevada foram inferiores às concentrações no dia 0, mas

Quadro 10: Concentração plasmática de cobre nos grupos de cabras alimentadas com ração elevada e de manutenção (média ± S.E.)

Dia do ciclo estral	**Concentrações de cobre no plasma (µg/dl)**	
	Grupo de alimentação elevada	Grupo de manutenção
0	112.33 ± 16.17	115.27 ± 16.94
3	116.23 ± 6.22	113.75 ± 6.82
4	116.49 ± 6.97	112.16 ± 7.78
5	123.98 ± 3.54	128.04 ± 1o.75
10	110.92 ± 6.33	104.02 ± 11.86
	106.63 ± 10.46	102.49 ± 12.37

20		
Média	**114.42 ± 5.14**	**112.62 ± 4.16**

Quadro 11: Concentração plasmática de cobre em cabras prenhes e não prenhes (média ± S.E.)

Dia do ciclo estral	**Concentração de cobre no plasma (µg/dl)**	
	Grávida	Não grávida
0	116.45 ± 13.29	102.28 ± 21
3	114.58 ± 5.53	116.75 ± 1.08
4	116.62 ± 5.20	104.36 ± 16.75
5	122.87 ± 6.24	139.64 ± 8.76
10	105.94 ± 7.83	114.07 ± 9.96
20	99.53 ± 8.89	126.34 ± 10.73
Média	**112.66 ± 4.4**	**117.23 ± 4.89**

Quando os dados foram analisados com base no estado de gestação, independentemente da manipulação da ração, observou-se que a concentração plasmática de Cu nas cabras gestantes era de 116,45 ± 13,29 no dia 0 e de 99,53 ± 8,89 µg/dl no dia 20 e nas cabras não gestantes as concentrações no dia 0 e no dia 20 eram de 102,28 ± 21,19 e 126,34 ± 10,73 µg/dl, respetivamente. Também neste caso não se verificou qualquer diferença significativa entre a concentração plasmática de Cu em qualquer dia do ciclo estral/pré-gestação em comparação com a concentração no dia 0, ou seja, no dia do início do cio.

4.3.2 Concentração de ferro (Fe)

A **concentração plasmática de Fe** no dia 0 no grupo de alimentação elevada e no grupo de manutenção foi de 176,45 ± 22,78 e 187,03 ± 20,30 µg/dl, respetivamente. A concentração plasmática de ferro no grupo de alimentação elevada nos dias 3, 4, 5, 10 e 20 foi de 175,19 ± 10,75, 186,78 ± 8,81, 181,13 ± 8,12, 177,17 ± 14,80 e 183,53 ± 12,26 µg/dl, respetivamente, que não foram significativamente diferentes da concentração no dia 0. Observou-se uma tendência semelhante no grupo de manutenção, ou seja, a concentração plasmática de Fe nos dias 3, 4, 5, 10 e 20 foi de 225,40 ± 11,99, 174,77 ± 7,17, 175,05 ± 13,09, 183,11 ± 10,12 e 187,05 ± 10,71 µg/dl, respetivamente, e não foi significativamente diferente da concentração no dia 0 do ciclo estral. Quando os dados foram analisados com base no estado de gestação, independentemente da manipulação da dieta, observou-se que os valores mais baixos e mais altos foram encontrados no dia 0 (173,38 ± 13,05 µg/dl) e no dia 3 (200,96 ± 11,08 µg/dl), respetivamente, nos animais prenhes. Enquanto que nas cabras não prenhes o

Tabela 12: Concentração plasmática de ferro nos grupos de cabras com alimentação elevada e de manutenção (média ± S.E.)

Dia do ciclo estral	Concentração de ferro no plasma (µg/dl)	
	Grupo de alimentação elevada	Grupo de manutenção
0	176.45 ± 22.78	187.03 ± 20.30
3	175.19 ± 10.75	225.40 ± 11.99
4	186.79 ± 8.81	174.77 ± 7.17
5	181.13 ± 8.12	175.05 ± 13.09
10	177.17 ± 14.80	183.11 ± 10.12
20	183.52 ± 12.26	187.05 ± 10.71
Média	**180.04 ± 6.21**	**188.73 ± 5.16**

Quadro 13: Concentração plasmática de ferro em cabras prenhes e não prenhes (média ± S.E.)

Dias do ciclo estral	**Concentração de ferro no plasma (µg/dl)**	
	Grávida	Não grávida
0	175.38 ± 13.05	217.94 ± 59.41
3	200.96 ±11.98	197.38 ± 30.73
4	180.89 ± 7.07	180.28 ± 1.48
5	175.62 ± 9.11	189.14 ± 14.48
10.	175.77 ± 10.03	199.05 ± 13.63
20	185.05 ± 8.30	186.27 ± 26.31
Média	**181.93 ± 3.11**	**195.01 ± 14.17**

O valor mais baixo e o mais alto foram encontrados no dia 10 (180,28 ± 1,48 µg/dl) e no dia 4 (217,94 ± 59,41 µg/dl), respetivamente.

4.3.3 Concentração de zinco (Zn)

A **concentração plasmática de Zn** no grupo de alimentação elevada no dia 0 e no dia 3 foi de 111,38 ± 9,94 e 121,86 ± 10,53 µg/dl, enquanto no grupo de manutenção a concentração foi de 116,81 ± 8,46 e 119,85 ± 18,43 µg/dl, respetivamente (Quadro 14 e Fig. 12). A concentração plasmática de Zn variou de 109,17 ± 2,67 a 138,60 ± 6,53 µg/dl no grupo de alimentação elevada, enquanto que 112,14 ± 9,01 a 139,47 ± 7,72 µg/dl no grupo de manutenção. A concentração média global de progesterona foi de 20,19 ± 4,53 e 123,14 ± 7,45 µg/dl nos grupos de alimentação elevada e de manutenção. Independentemente dos dados relativos à manipulação da dieta, quando analisados com base no estado de gestação, a concentração plasmática de Zn no dia 0 nas cabras gestantes e não gestantes foi de 115,98 ± 6,80 µg/dl e 105,92 ± 19,81 µg/dl, o que foi inferior aos valores do dia 20 (139,41 ± 16,72 e 137,39 ± 18,78 µg/dl, respetivamente).

4.3.4 Concentração de cobalto (Co)

A **concentração plasmática de Co** no grupo de alimentação elevada nos dias 3, 4 e 5 foi de 0,98 ± 0,07, 0,83 ± 0,12 e 0,97 ± 0,09 µg/dl, sem diferença significativa em comparação com a concentração do dia 0 (0,76 ± 0,13 µg/dl). A concentração plasmática de Co no dia 10 e no dia 20 foi de 0,96 ± 0,13 e 0,87 ± 0,08 µg/dl, respetivamente. Estes valores também não revelaram qualquer diferença significativa em relação à concentração plasmática de Co no dia 0. Não foram registados

Quadro 14: Concentração plasmática de zinco nos grupos de cabras alimentadas com ração elevada e de manutenção (média ± S.E.)

Dias do ciclo estral	**Concentração de zinco no plasma (µg/dl)**	
	Grupo de alimentação elevada	Grupo de manutenção
0	111.38 ± 9.94	116.81 ± 8.46
3	121.86 ± 10.53	119.85 ± 18.43
4	121.65 ± 11.59	124.15 ± 7.28
5	109.17 ± 7.54	112.87 ± 9.01
10	118.47 ± 8.19	125.71 ± 6.81
20	138.60 ± 18.46	139.47 ± 21.82
Média	**120.19 ± 4.53**	**123.14 ± 7.45**

Quadro 15: **Concentração plasmática de zinco em cabras prenhes e não prenhes (média ± S.E.)**

Dias do ciclo estral	**Concentração de zinco no plasma (μg/dl)**	
	Grávida	Não grávida
0	115.98 ± 6.80	105.92 ± 19.81
3	119.77 ± 12.04	125.54 ± 20.57
4	122.30 ± 7.70	125.54 ± 13.39
5	109.93 ± 5.60	115.73 ± 21.39
10	122.21 ± 5.77	121.18 ± 15.41
20	139.41 ± 16.72	137.39 ± 18.78
Média	**121.601 ± 6.48**	**121.95 ± 2.22**

Quadro 16: Concentração plasmática de cobalto nos grupos de cabras alimentadas com ração elevada e de manutenção (média ± E.S.)

Dia do ciclo estral	**Concentração de cobalto no plasma (µg/dl)**	
	Grupo de alimentação elevada	Grupo de manutenção
0	0.76 ± 0.13	0.76 ± 0.05
3	0.98 ± 0.07	0.91 ± 0.13
4	0.83 ± 0.12	0.94 ± 0.13
5	0.97 ± 0.09	0.93 ± 0.07
10	0.96 ± 0.13	0.91 ± 0.05
20	0.87 ± 0.08	0.92 ± 0.12
Média	**0.89 ± 0.03**	**0.89 ± 0.04**

Quadro 17: Concentração plasmática de cobalto em cabras gestantes e não gestantes (média ± S.E.)

Dia do ciclo estral	Concentração de cobalto no plasma (µg/dl)	
	Grávida	Não grávida
0	0.78 ± 0.06	0.66 ± 0.31
3	0.90 ± 0.08	0.99 ± 0.71
4	0.87 ± 0.10	0.93 ± 0.22
5	0.86 ± 0.04	0.94 ± 0.17
10	0.95 ± 0.07	0.86 ± 0.16
20	0.89 ± 0.08	0.85 ± 0.03
Média	**0.87 ± 0.02**	**0.87 ± 0.86**

A mesma tendência foi observada no grupo manipulado com ração, ou seja, a concentração plasmática de Co nos dias 3, 4 e 5 (0,91 ± 0,13, 0,94 ± 0,13 e 0,93 ± 0,07 μg/d, respetivamente) não foi significativamente diferente da concentração do dia 0 (0,76 ± 0,05 μg/dl). Independentemente da manipulação da dieta, quando os dados foram analisados com base no estado de gravidez, observou-se que a concentração plasmática de Co variou de 0,78 ± 0,06 μg/dl no dia 0 a 0,95 ± 0,07 μg/dl no dia 10. Não foi encontrada nenhuma diferença significativa durante o ciclo estral em nenhum dos grupos.

Como se pode ver nos vários quadros, as concentrações plasmáticas médias globais de Cu, Fe, Zn e Co foram de 114,42 e 112,62, 180,04 e 188,73, 120,19 e 123,14 e 0,89 e 0,89 μg/dl nos grupos de alimentação elevada e de manutenção, respetivamente.

Os minerais que actuam a nível celular desempenham um papel fundamental em alguns sistemas enzimáticos e hormonais. Actuam como co-factores, activadores de enzimas ou estabilizadores da estrutura molecular secundária (Valee e Wacker 1976). Os oligoelementos estão frequentemente correlacionados com a eficiência reprodutiva dos animais, uma vez que a deficiência de um ou mais dos oligoelementos pode resultar numa diminuição da eficiência reprodutiva do animal.

O desempenho reprodutivo dos animais pode ser comprometido se o estado do zinco e do cobre for marginal ou deficiente. Os sintomas comuns de deficiência de cobre incluem cio retardado ou deprimido, diminuição da conceção, infertilidade e morte embrionária (Corah e Ives 1991). Níveis inadequados de zinco têm sido associados à diminuição da fertilidade, cio anormal, aborto e alteração da contractibilidade miométrica com trabalho de parto prolongado (Mass 1987). Os resultados do presente estudo mostraram uma diminuição não significativa nos níveis séricos de cobre e zinco. Resultados semelhantes foram registados por Gurdogan *et al* (2006). O cobre e o cobalto plasmáticos não mostraram qualquer variação, ao passo que o ferro plasmático foi significativamente mais elevado nas fases de metestro e diestro do ciclo estral, mas a concentração plasmática de zinco foi mais elevada durante a fase de diestro do ciclo (Kumar 1986). Uma tendência semelhante foi observada durante o presente estudo.

Os animais utilizados no presente estudo foram mantidos numa exploração caprina organizada e a sua alimentação foi suplementada com a dose recomendada de mistura mineral, pelo que é menos provável que os animais apresentassem quaisquer deficiências minerais. Nos estudos efectuados, não se verificou qualquer diferença na concentração destes elementos entre os grupos de cabras alimentadas com ração elevada e os grupos de manutenção. Os resultados indicam que as alterações efectuadas na alimentação pós-acasalamento não provocaram qualquer alteração no estado dos microelementos dos animais. Quando os dados foram analisados com base no estado de gestação dos animais, independentemente da manipulação da alimentação, não se observou qualquer diferença na concentração dos oligoelementos entre animais gestantes e não gestantes.

CAPÍTULO - V

RESUMO E CONCLUSÃO

A interação entre nutrição e reprodução é um aspeto importante em termos de aumento da eficiência reprodutiva do animal. Recentemente, o efeito da alimentação pré e pós-acasalamento no desempenho reprodutivo tem sido objeto de grande atenção. Verificou-se que a alimentação pré-casamento com alimentos abundantes tem um efeito positivo na taxa de natalidade, provavelmente devido ao aumento do número de ovulações. No entanto, nalgumas espécies, a alimentação elevada após o acasalamento tem efeitos prejudiciais na capacidade de sobrevivência dos embriões. Não foram efectuados estudos deste tipo em cabras. Assim, as presentes investigações foram realizadas para estudar o efeito da manipulação da dieta na taxa de conceção de cabras Beetal e também para testar a hipótese de que os efeitos induzidos pela nutrição no desempenho reprodutivo poderiam ser mediados pela alteração da concentração de progesterona no plasma durante o início da gravidez.

Os parâmetros estudados incluíam a taxa de conceção, a hormona progesterona plasmática, a glucose plasmática, as proteínas plasmáticas totais, o colesterol plasmático total e os oligoelementos plasmáticos Cu, Co, Fe e Zn.

O estudo foi efectuado em dezasseis cabras Beetal com 1st e 2nd paridade. Os animais foram divididos aleatoriamente em dois grupos, ou seja, um grupo de alimentação elevada e um grupo de manutenção. Todos os animais foram alimentados durante um período de duas semanas antes da data prevista para o início do cio. Os animais pertencentes ao grupo de alimentação elevada continuaram a ser alimentados com um nível elevado de ração (2 X manutenção) após o acasalamento, ao passo que, no grupo de manutenção, a alimentação foi reduzida para o nível de manutenção (M) após o acasalamento. As amostras de sangue foram colhidas por punção venosa jugular nos dias 0, 3, 4, 5, 10 e 20 do ciclo estral em ambos os grupos.

No presente estudo, a manipulação da dieta melhorou com êxito a taxa de conceção de 75% (grupo de alimentação elevada) para 87,5% (grupo de manutenção). Das dezasseis cabras criadas, treze animais que conceberam deram à luz gémeos, o que representa uma taxa de gemelaridade de 100%.

A concentração plasmática de progesterona foi significativamente mais elevada no grupo de manutenção do que no grupo de animais alimentados com ração elevada. Tanto no grupo de alimentação elevada como no grupo de manutenção, as concentrações de progesterona eram baixas no dia 0 (dia do cio) e o nível começou a aumentar durante a fase lútea inicial. Nos animais em que se procedeu à manipulação da alimentação após a reprodução, ou seja, no grupo de manutenção, verificou-se que as concentrações de progesterona no plasma eram significativamente mais elevadas a partir do quarto dia, em comparação com os animais do grupo de alimentação elevada. A concentração de progesterona plasmática começou a aumentar durante a fase de metestro e continuou a aumentar durante a fase de diestro. Uma diferença significativa na concentração de progesterona plasmática entre os dois grupos a partir do dia 4 indicou um aumento precoce da progesterona plasmática no grupo de manutenção, no qual o nível de alimentação foi reduzido a partir do dia 1. Esta diferença é uma prova clara de que a manipulação da alimentação durante o período pós-acasalamento pode antecipar o aumento da concentração de progesterona plasmática, que é essencial para o sucesso da manutenção da gravidez.

Quando os dados foram analisados com base no estado de gestação, independentemente da manipulação da dieta, as cabras prenhes e não prenhes seguiram o mesmo padrão de aumento da progesterona plasmática até ao décimo dia do ciclo. No caso das cabras prenhes, a concentração plasmática de progesterona manteve-se elevada até ao vigésimo dia, ao passo que, no caso das cabras não prenhes, a concentração de progesterona registou uma queda abrupta no vigésimo dia, altura em que os animais voltaram ao cio.

Entre os constituintes bioquímicos, verificou-se que os níveis plasmáticos de glucose eram elevados no dia do cio, tendo diminuído gradualmente em ambos os grupos. No caso dos animais não prenhes, as concentrações de glucose eram mais elevadas do que nos animais prenhes. Verificou-se que as concentrações de colesterol no plasma eram mais baixas no dia do cio do que nos outros dias do ciclo de cio/gravidez, tanto no grupo de manutenção como no grupo de alimentação rica. Independentemente da manipulação da dieta, as concentrações de colesterol foram mais elevadas nos animais prenhes do que nos não prenhes. A concentração de proteínas totais no plasma não diferiu significativamente entre os grupos de dieta ou entre cabras prenhes e não prenhes.

No presente estudo, a manipulação da dieta não parece ter afetado o estado mineral plasmático dos animais. Em ambos os grupos, as concentrações plasmáticas de ferro, cobre, cobalto e zinco estavam bem dentro da gama normal e não mostraram qualquer tendência específica durante o período de estudo.

CONCLUSÃO

1) A manipulação da dieta após o acasalamento pode aumentar eficazmente a taxa de conceção em cabras.
2) Os efeitos induzidos nutricionalmente sobre a taxa de conceção em cabras poderiam ser mediados por alterações na concentração de progesterona no início da gestação.
3) A manipulação da dieta após o acasalamento provocou um aumento precoce da concentração de progesterona no plasma.
4) A partir do nível basal no cio, a concentração plasmática de progesterona começou a aumentar durante a fase lútea. No dia 20 do ciclo, os níveis permaneciam elevados nas cabras prenhes, ao passo que se observava uma queda abrupta nos animais não prenhes.
5) A concentração plasmática de glucose foi mais elevada no dia do cio, tendo registado um declínio gradual durante a fase lútea em ambos os grupos.
6) A concentração total de proteínas plasmáticas aumentou progressivamente a partir do dia do cio, durante a fase lútea/princípio da gravidez, tanto nos grupos de manutenção como nos grupos de alimentação elevada.
7) A concentração de colesterol no plasma foi mais elevada nas cabras prenhes do que nas não prenhes.
8) As manipulações alimentares não tiveram qualquer efeito significativo sobre o estado dos oligoelementos nos caprinos.

REFERÊNCIAS

Abecia J A, Lozano J M, Forcada F e Zarazaga L (1997) Effect of dietary energy and protein on embryo survival and progesterone production on day eight of pregnancy in Rasa Aragonese ewes. *Anim Reprod Sci* **48:** 209-218.

Abu A H, Lheukwumere F C e Onyekwere M U (2008) Efeito da progesterona exógena na resposta ao estro das cabras anãs da África Ocidental (WAD) *African J Biotec* 7 **(1):** 059-062.

Ahmed A, Agarwal S P, Agarwal V K, Rehman S A e Lumas K R (1977) Steriod hormones: part II - serum progesterone concentration in buffaloes. *Indian J Exp Biol* **15:** 591-593.

Ahola J K, Baker D S, Burns P D, Mortimer R G, Enns R M, Whittier J C, Geary T W e Engle T E (2004) Effect of copper zinc and manganese supplementation and source of reproduction, mineral status and performance in grazing beef cattle over a two year period *J Anim Sci* **82:** 2375-2383.

Alexander B M, Kiyma Z, McFarland M, Van Kirk E A, Hallford D M, Hawkins D E, Kane K K e Moss G E (2007) Influence of short-term fasting during the luteal phase of the estrous cycle on ovarian follicular development during the subsequente proestrus of ewes. Anim Reprod Sci 97(3-4): 356-63.

Allen D M e Lamming G E (1961) Nutrition and reproduction in ewes. *J Agri Sci Camb* **56:** 69-79.

Ansotegui R P, Bailey J D, Paterson J A, Hatfield P G e Swenson C H (1999) Effect of supplemental trace mineral form on copper status, estrus, ovulation rate and fertility in beef heifers. Proceeding from Western Society of Animal Science **50:** 189-192.

Apgar J and Travis H F (1979) Effect of a low zinc diet on the ewe during pregnancy and lactation. *J Anim Sci* **48:**1234-1238.

Arora R C e Pandey R S (1983) Concentration of progesterone and oestradiol 17 ß and luteinizing hormone in relation to repeat breeding in buffaloes (Bubalus Bubalis). *Anim Prod 34*: 139-144.

Ashworth C J (1991) Effect of pre-mating nutritional status and post-mating progesterone supplementation on embryo survival and conceptus growth in gilts. *Anim Reprod Sci* **26:** 311-21.

Ashworth C J, Sales D J e Wilmut I W (1989) Evidence of an association between the survival of embryos and the periovulatory plasma progesterone concentration in the ewe. *J Reprod and Fertil* **87:** 23-32.

Bassett J M, OxBorrow T J, Smith I D e Thorburn G D (1969) The concentration of progesterone in the peripheral plasma of pregnant ewe. *J Endocriol* **45:** 449-457.

Barakat M Z e Guindi M M (1967) Biochemical analysis of normal goat blood. *Zbl Vet Medicine* ***A19:*** 589-596.

Barrionuevo M, Alferez M J M, Lopez Aliaga I, Sanz Sampelayo M R e Campos M S (2002) Beneficial effect of goat milk on nutritive utilization of iron and copper in malabsorption syndrome. *J Dairy Sci* **85:** 657-664.

Baruah A and Baruah K K (1997) Studies on serum micro minerals in jersey heifers during different seasons. *Indian J Anim Hlth* **36(2):**115-116.

Bell A W, Slepetis R, Schoknecht P A e Vatnick I (1988) Nutritional and placental influences on prenatal growth in sheep Proceedings of Cornell Nutrition. Conference for Feed Manufacturers' Syracuse, New York. **25-27: 103-108**

Beltranena E, Aherne F X, Foxcroft G R e Kirkwood R N (1991) Effect of pre and post pubertal feeding on production traits at first and second estrus in gilts. *J Anim Sci* **69:** 886.

Booth P J (1990) Metabolic influence on hypothalmic pituitary ovarian function in the pigs. *J Reprod and Fertil, Suppl* **40:**89-100.

Braden A W H (1971) Studies in flock mating of sheep 3.Effect of undernutrition of ewes during joining. *Australian J Exp Agric Anim Husb* **11:** 375-378.

Breymann C (2002) Iron deficiency and anemia in pregnancy: Aspectos modernos do diagnóstico e da terapêutica. *Blood Cells Molecular Diseases* **29:** 506-516.

Coop I E (1966) Effect of flushing on reproductive performance of ewes. *J Agric Sci* **67:** 305.

Corah L R e Ives S (1991) The effect of essential trace minerals on reproduction in beef cattle. *Vet Clic N Am Food Anim Practice* **7:** 41-57.

Cumming I A, Blockey M A de B, Winfield C G, Parr R A e WIliams A M (1975) A study of relationship of breeds, time of mating level of nutrition, live weight, body condition and face cover to embryo survival in ewes. *J Agric Sci Camb* **84:** 559-565.

David G M e Fels H E (1980) Effect of zinc supplementation on the reproductive performance of grazing Merino ewes. *Biol Trace Element Res* **2(4):** 281-290.

Davis G K, Mertz W e Copper G (1987) *Trace elements in human and animal nutrition.* 5th edn vol1 pp 301-364. Academi c Press, San Diego, Califórnia.

den Hartog L A e van Kempen G M (1980) Relation between nutrition and fertility in pigs. *Netherland J Agric Sci* **28:** 211-27.

Dobson H, Hopkinson C e Ward W R (1972) Progesterone and 17 ß oestradiol and LH in bovine peripheral plasma in relation to ovulation. *Actas da sociedade de endocrinologia Journal Endocrinol* **55:** XV.

Dufty J H, Bingley J B and Cove L U (1977) The plasma zinc concentration of nonpregnant, pregnant and parturient Hereford cattle. *Aust Vet J* **53:** 519.

Dunne L D, Diskin M G and Sreenan J M (2000) Embryo and fetal loss in beef heifers between day 14 of gestation and full term. *Anim Reprod Sci* **59:** 39-44.

Dyck G W, and Strain J H (1983) Postmating feed level effects on conception rate and embryonic survival in gilts. *Canad J Anim Sci* 63:579-585.

EL Sheikh A S, Hulet C V, Pope A L e Casida L E (1955) The effect of level of feeding on reproductive capacity of ewes. *J Anim Sci* **14:** 919-925.

Foote W C, Pope A L, Chapman A B e Casida L E (1959) Reproduction in yearling ewes affected by breed and sequence of feeding levels, I Effect on ovulation rate and embryo survival. *J Anim Sci* **18:** 453-462.

Forcade F, Abecia J A e Sierra I (1992) Seasonal changes in estrus activity and ovulation rate in Rasa Aragonesa ewes maintained at two different body conditions levels. *Small Rumin Res* **8:** 313-324.

Funston R N A, Roberts J, Hixon D L, Hallford D M, Sanson D W e Moss G.E (1995) Effect of acute glucose antagonism on hypophyseal hormones and concentration of insulin like growth fator (IGF-I) and IGF binding proteins in serum anterior pituitary and hypothalamus of ewes. *Biol of Reprod* **52:** 1179-1186.

Godfrey R W, Weis A J e Dodson R E (2003) Effect of Flushing Hair Sheep Ewes During the Dry and Wet Seasons in the U.S. Virgin Islands *Journal of Animal and Veterinary Advances* **23:** 184-190.

Guessous F, Boujenane I, Bourfia M e Narjise K (1989) Sheep in Marraco; In *small ruminants in the near east* Vol III North America animal production and health paper 74 FAO Rome 1995.

Gunn R G, Doney J M, and Russel A J F (1972) Embryo mortality in Scottish black face ewes as influenced by body condition and post mating nutrition. *J Agric Sci Camb* **79**:19-25.

Gunn R G e Doney J M (1975) The interaction of nutrition and body condition at mating on ovulation rate and early embryo mortality in Scottish Black face ewes. *J Agric Sci Camb* **85:** 465-470.

Gunn R G, Doney J M e Smith W F (1979) Fertility of Cheviot ewes 2. The effect of level of premating nutrition on ovulation rate and early embryonic mortality in north and South Country Cheviot ewes in moderately good condition at mating. *Anim Prod* **29:** 17-23.

Gunn R G, Doney J M e Smith W F (1984) The effect of level of premating nutrition on ovulation rate in Scottish Black face ewes in different conditions of mating. *Anim Prod* **39:** 235-239.

Gunn R G, Maxwell J J, Sim D A, Jones J R e James M E (1991) The effect of level of nutrition prior to mating on the reproductive performance of ewes of two welsh breeds in different levels of body conditions. *Anim Prod* **52:** 157-163.

Gupta J, Dabas Y P S, Lakhchaura B D and Mauraya S N (1998) Estradiol -17 B and progesterone profile in repeat breeding cattle. *Indian J Anim Reprod* **19(2):** 126-128

Gurdogan Fuat, Atilla Yildi e Engin Balikci (2006) Investigation of Serum Cu, Zn, Fe and Se Concentrations during Pregnancy (60, 100 and 150 Days) and after Parturition (45 Days) in Single and Twin Pregnant Sheep *Turkish Journal of Veterinary and Animal Science* **30:** 61-64.

Hodgson R E, Riddell W H e Hughes S S (1932) *Journal Agricultural Research* **44** 537. Citado por Sachidanandam e Venkatayan. *Indian Vet Jl* 39**:** 544-548.

Haenlein G F W (1980) Mineral nutrition in goat. *J Dairy sci* **63:** 1729-1748.

Hafez E S E e Jainudeen M R (1980) Reproduction in farm animals. Parte II *4th edn* pp 103 Lea and Febiger Philadelphia.

Hambidge K M, Casey C E e Krebs N F (1986) Induced elements in human and animal nutrition 5th Edition vol 2 pp 1-37 Academic press Orlando, Phladelphia.

Haresign W (1981) The influence of nutrition on reproduction in the ewe I. Effect on ovulation rate on folliclicle development of luteinizing hormone release: Efeito sobre a taxa de ovulação, o desenvolvimento dos folículos e a libertação da hormona luteinizante. *Anim Prod* **32:** 197-202.

Heap R B, Gwyn M, laing J A e Walters D E (1972) Pregnancy diagnosis in cows: Changes in milk progesterone concentration during the estrous cycle and pregnancy as measured by radioimmunoassay. *J Agric Sci Camb* **81:** 151-157.

Heap R B (1975) Role of hormones in pregnancy. Reproduction in mammals, Book 3 Hormones in reproduction. CR Austin e R.V Short Edn Cambridge University press, Cambridge Inglaterra.

Herrick J B (1977) Clinical observation of progesterone therapy in repeat breeding heifers (Observação clínica da terapia com progesterona em novilhas reprodutoras repetidas). *Vet Med* **48:** 489-490.

Hidiroglou M (1979) Trace element deficiencies and fertility in animals: a review. *Journal of Dairy Science* **62**: 1195-1206.

Hostetler C E, Kincaia R L e Mirando M A (2003) The role of essential trace elements in embryonic and fetal development in livestock. *The Vet J* **166:**125-139.

Hulet C V, Black well R L, Ercanbrack S K, Price D A e Humphrey R D (1962) Effects of feed and length of flushing period on lamb production in range ewes. *J Anim Sci* **21:** 505-510.

Hulet C V, Price D A e Foote W C (1968) Effects of variation in light, month of year and nutrient intake on reproductive phenomena in ewes during the breeding season. *J Anim Sci* **(3):** 684-90.

Hulet G V, Price D A e Foote W C (1974) Effect of month of breeding and feed level on ovulation and lambing rates of Panama ewes. *J Anim Sci* **39:** 73-78.

Irving I G, Jones D E, Knifton A (1972) Progesterone concentration in the peripheral plasma of pregnant goats. *J Endocrinol* **53:** 447-452.

Jana S, Bhattaacharyya B, Duttagupta R e Moitra D N (1991) A note of some biochemical costituents of blood in pregnant goats reared on extensive management system. *Indian Vet J* **68:** 592-594.

Jankiraman K (1976) Relatório anual de progresso. ICAR. Unidade de investigação em biologia reprodutiva, Universidade Agrícola de Gujrat, Anand, Índia

Jindal R, Cosgrove J R, Aherne F X e Foxcroft G R (1996) Effect of nutrition on embryonal mortality in gilts: Association with progesterone. *J Anim Sci* **74:** 620-624.

Jindal R, Cosgrove J R, Aherne F X e Foxcroft G R (1997) Progesterone mediates nutritionally induced effects on embryonic survival in gilts. *J Anim Sci* **75:** 1063-1070.

Jindal S K (1984) Goat Production. pp 334 New Delhi, Cosmo Publications.

Jo C H (1981) Changes in SGOT and S-ALP activities in Korean native cows during estrous cycle. *Kor J Vet Res* **21:** 167-170.

Johnson K R Ross R H e Fourt D L (1958) Effect of progesterone administration on reproductive efficiency. *J Anim Sci* **17:** 386-390.

Jones D.E e Knifton A (1972) Progesterone concentration in the peripheral plasma of goats during the oestrus cycle. *Research in Veterinary Science* **13:** 193-195.

Katongole C B e Gombe S (1985) Um estudo sobre as hormonas reprodutoras de cabras indígenas no Uganda. *Pequenos Ruminantes na Agricultura Africana X5464/B*

Kaushik H H, Bugalia N S e Rana S Z (1991) Plasma progesterone and oestradiol 17 beta profile during pregnancy in goats. *Actas e trabalhos apresentados na V Conferência Internacional sobre Caprinos,* 1ª Ed. Pp 1299. Nova Deli, Índia.

Kenyon P R, Morris S T e West D M (1999) The effect of progesterone supplementation post mating and shearing of ewes in early pregnancy on the reproductive performance of ewes and birth weight of lambs *J Reprod and Fertil* **115 (1):** 133-140.

Khan J R e Ludri R S (2002) Changes in blood glucose; Plasma Non esterified Fatty acids and insulin in pregnant and non pregnant goats. *Tropical Animal Health and Production.* **34 (1):** 81-90.

Khan Z, Hussain A, Ashraf M, McDowell L (1996) Macro mineral status of grazing sheep in a semi-arid region of Pakistan. *Small Rumin Res* **68(3):** 279-284.

Kiyma Z, Alexander B M, Van Kirk E A, Murdoch W J, Hallford D M e Moss G E (2004) Effects of feed restriction on reproductive and metabolic hormones in ewes. *J Anim Sci* **82:**508-512.

Kleemann D O, Walker S K e Seamark R F (2003) Enhanced fetal growth in sheep administered progesterone during the first three days of pregnancy. *J Reprod and Fertil* **102:** 411-417.

Kleemann D O, Walker S K, Walkker J R W, Pansoni R W, Smith D W Grimson R J, and Seamark R F(1991) Premating nutrition and reproductive performance on Boroola Merrino x south Australian Merino ewes. *Anim Reprod Sci* **20:** 269-279.

Konstantinov P, e Radoslavov V (1977) Effect of glucose and insulin on sheep fertility. *Br J Nutr* ***96*(6):** 1060-1068.

Krajnicakova M, Bekeova E, Hendrichovsky V, Maracek I (1993) Níveis de lípidos totais, colesterol e progesterona durante a sincronização do cio e a gravidez em ovelhas. *Medicina Veterinária (Praha)*. **38(6):** 349-57.

Kulkarni A S, Honnappagol S S e Patil R V (1994) Level of copper in blood tissue and ovarian serum during different phases of reproduction in buffaloes. *Indian Vet J* **71:**148-150.

Kumar N (1986) Tese de mestrado apresentada à Universidade Agrícola de Punjab, Ludhiana, Índia

Kumar R, Jindal R e Rattan P J S (1990) Plasma hormone profile during estrous cycle in buffalo heifers. *Indian J Anim Sci* **61:** 382-385.

Kurade N P, Jailnapurkar B V e Mantri A M (1993) Exfoliative vaginal cytology and serum progesterone levels in normal and anormal estrous cycle in cows. *Indian J Anim Reprod* **14 (1):** 10-13.

Lamond D R, Hill J R, Jr Godley W C, Kennedy S W e Gaddy R G (1973) Influence of nutrition on ovulation and fertilization in the Rambouillet ewes . *J Anim Sci* **36:** 363-367.

Landau S e Molle G (1997) Nutrition effect on fertility in small ruminants with an emphasis on Mediterranean sheep breeding systems. Em actas da *reunião FAO/CIHEAM sobre nutrição de pequenos ruminantes, Rabbit Moracco,* 24-26 de outubro de 1996.

Larson S F, Butler W R and Currie W B (1997) Reduced fertility associated with low progesterone post breeding and increased milk urea nitrogen in lactating cows. *J Dairy Sci* **80:** 1288-1295.

Lassoued N, Rekik M, Mabouachi M e Hamouda B M (2004) The effect of nutrition prior to and during mating on ovulation rate , reproductive wastage and lambing rate in three sheep breeds. *Small Rumin Res* **52 :** 117-125.

Lishman A W, Stielaw W J e Botha W A (1974) Reproduction in ewes in relation to plane of nutrition, body mass and changes of body mass. I Incidência de cio entre a parição e a reconcepção. *Agroanimalia* **6:** 25.

Ludmilla D (1976) Chemical analysis by atomic absorption spectroscopy (Análise química por espetroscopia de absorção atómica). Varian Techtron Pvt Ltd, Melbourne, Austrália.

Maciej Murawski, Bydłon G, Sawicka-Kapusta K, Wierzchoś E, Zakrzewska M, Włodarczyk S, Molik E e Zięba D (2006) The effect of long term exposure to copper on physiological condition and reproduction of sheep. *Reprod Biol* **6(Suppl.1):** 201-206.

Mackenzie A J e Edey T N (1975) Effect of premating under nutrition on estrus ovulation and prenatal mortality Merino ewes. *J Agric Sci Camb* **84:** 113 -117.

Madiblea O R e Segwagwe B V E (2008) Efeitos nutricionais da alimentação suplementar sobre os metabolitos do sangue materno, cortisol, níveis de hormonas da tiroide e sobre o resultado da gravidez de cabras do Tswana criadas na estação seca. *Livest Res Rural Dev* **20(4)** :1-14.

Mass J (1987) Relationship between nutrition and reproduction in beef cattle *Vet Clinic North America Food Animal Practice* **3:** 633-646.

Masters D G e Moir R J (1983) Effect of zinc deficiency on the pregnant ewe and developing foetus. *British Animal Sciences* **49:** 365-372.

Mc Clure T J (1965) A nutritional cause of low non return in dairy herds *Australian Veterinary Journal* **41:** 119-122.

Mc Clure T J (1968) Hypoglycemia, an apparent cause of in fertility in cows. *British Veterinary Journal* **124:** 126-130.

Mc Dougall S, Lepherd E E e Smith S (1991) Hematological and Biochemical reference values for grazing Saanen goats. *Aust Vet J* **68:** 370-372.

Mc Evoy T G, Robinson J J, Aitken R P, Findlaym P A, Palmer R M e Robetson I S (1995) Dietary induced suppression of preovulatory progesterone concentrations in supraovulated ewes impairs the subsequent in vivo and in vitro development of their ova. *Anim Reprod Sci* **39:** 89: 107.

Mc Sporran K D e Lorentz P P (1977) Plasma zinc levels in sheep in the periparturient period. *Res Vet Sc i* **22:** 393 -394.

Miller B G e Moore N W (1976) Effect of progesterone and oestradiol on RNA and protein metabolism in the genital tract and on survival of embryo in the ovariectomized ewe. *Aust J Bioll Sci* **29:** 565-73.

Molle G, Branca S, Ligios S, Sitzia M, Casu S, Landau S e Zoref Z (1995) Effect of grazing background and flushing supplementation on reproductive performance in Sarda Ewes. *Small Rumin Res* **17:** 245-254.

Mukasa Mugerwa E e Viviani P (1992) Progesterone concentration in the peripheral plasma of Menz sheep during gestation and parturition (Concentração de progesterona no plasma periférico de ovelhas Menz durante a gestação e o parto). *Small Rumin Res 8*: 47-53.

Nanda A S, Takkar O P e Sharma R D (1984) Serum progesterone level as an index of pregnancy in buffaloes. *Animal reproduction science* **7:** 447-450.

Nieto Rosales C A, Morales J U, Vazquez H G , Gomez M O D e Andrade B M R (2006) The influence of feeding level on the reproductive activity of Mexican native goats during the reproductive season .*Tecnica-Pecuaria-en-Mexico* **44(3)** : 399-406.

Noble D, Rao M V N e Bhosrekar M R (1977) Some biochemical constituents in the blood and cervical mucosa of buffalo during various stages of estrus. Indian *J Dairy Sci* **30:** 252-255.

Novak S, Almeida F R C L, Cosgrove J R, Dixon W T e Foxcroft G R (2003) Effect of pre and post mating nutritional manipulation on plasma progesterone blastocyst development and oviductal environment during early pregnancy in gilts. *J Anim Sci* **81:** 772-83.

Ocak N, Cam M. A e Kuran M (2006) The influence of pre and post mating protein supplementation on reproductive performance in ewes maintained on rangeland. *Small Rumin Res* **64:**16-21.

Osman A M, EL -Naggar M, Farraz A a e Shehata S H M (1985) A. atividade ovárica das vacas e búfalas egípcias. *Assiut Veterinary Medicine Journal* **14:** 219-223 (Animal Breeding Abstract 54; 2170).

Parr R A (1992) Nutrition-progesterone interactions during early pregnancy in sheep. *Reproduction Fertility and Development* **4**: 297-300.

Parr R A, Davis I F, Fairclough R J e Miles M A (1987) Overfeeding during early pregnancy reduces peripheral progesterone concentration and pregnancy rate in sheep. *J Reprod and Fertil* **80:** 317-320.

Parr R A, Williams A H, Campbell I, Witcombe G E e Roberts A M (1986) Low nutrition of ewes in early pregnancy and the residual effect on offspring. *J Agric Sci* **106:** 81-87.

Partridge G G (1989) *Nutrition of farmed rabbits.* ***Actas da*** *Sociedade de Nutrição* **48:** 93-100.

Patel A V, Nigam R, Patel D M e Mehta M V (1991) Blood biochemical profile in surti and Marwari buffaloes during pregnancy. *Actas e trabalhos apresentados na V conferência internacional sobre caprinos,* 1ª edição. pp 1364. Nova Deli, Índia.

Patel A V, Pathak M M, Mehta M V e Jankiraman K (1991) Circulating levels of hormones in pregnant goats. *Proceedings of and papers presented at V international conference on goats* 1st edn. pp 1371. Nova Deli, Índia.

Patel B M , Vaidya M B , Thaker V R e Shukla P C (1971) Seasonal variation in certain biochemical and hematological constituents in the blood of Surti buffaloes. *Indian J Agric Sci* **41:** 537-541.

Pathak M M, Patel A V, Jaiswal R S, Mehta M V e Jankiraman K (1991) Circulating hormones in cycle does. *Proceedings of and papers presented at V international Conference On Goats* 1st Edn. pp 1388 .New Delhi India.

Pathiraja N, Oyedipe E O, Gyang E O, Obasi A (1991) Plasma progesterone levels during oestrous cycle and their relationship with the ovulation rate in Red Sokoto (Maradi) goats. *Br Vet Jl* **147:** 57-62.

Phillippo M, Humphries W R, Atkinson T, Henderson G D e Garthwaite P H (1987) The effect of dietary molybdenum and iron on copper status, puberty, fertility and oestrus cycle in cattle. *J Agric sci* **109:** 321-336.

Phillippo M, Hmphires W R, Lawrence C B e Price J (1982) Investigation of the effect of the copper status and therapy on fertility in beef suckler herds. *J Agric Sci Camb* **99:** 359-364.

Pond W G and Wallace M H (1986) Effect of gestation-lactation diet calcium and zinc levels and of parenteral vitamins A, D and E during gestation on ewe body weight and on lamb weight and survival. *J Anim Sci* **63:** 1019-1025.

Purohit M K and Kohli I S (1977) Variation in blood serum cholesterol in Rathi cows during estrus. *Indian Vet J* **54:** 268-270.

Rae M T, Palassio S, Kyle C E, Brooks A N, Lea R G, Miller D W e Rhind S M (2001). Effect of maternal undernutrition during pregnancy on early ovarian development and subsequent follicular development in sheep fetuses. *Reproduction* **122:** 915-922.

Rama Krishna K V (1997) Comparative studies on certain biochemical constituents of anestrus crossbred Jersey cows. *Indian J Anim Reprod* **18(1):** 33-35.

Reinhold I G (1953) Total Protein, albumin and globulin. Standard methods of clinical chemistry Vol -I, pp-88 (edn.) Reiner M, Academic Press, New York.

Rhind S M, Leslie I D, Gunn R G e Doney J M *(1985)* Plasma FSH, LH, prolactin and progesterone profiles of Cheviot ewes with different levels of intake before and after mating, and associated effects on reproductive performance. *Anim Reprod Sci* **8:** 301- 313.

Rhind S M, McKelvey W A C, McMillen S, Gunn R G e Elston D A (1989a) Effect of restricted food intake, before and/or after mating, on the reproductive performance of Greyface ewes. *Anim Prod* **48:**149-155.

Rhind S M, McMillen S, Wetherill G Z, McKelvey W A C e Gunn R G (1989b) Effects of low levels of food intake before and/or after mating on gonadotrophin and progesterone profiles in Greyface ewes. *Anim Prod* **49:** 267-73.

Robert B e Moeller Jr (2001) Causes of caprine abortion: diagnostic assessment of 211 cases (1991-1998) *J Vet Diag Invest* **13:** 265-270.

Robertson H A e Sarda I R (1971) A very early pregnancy test for animals its applications to cow ewe and sow. *J Endocrinol.* **49:** 407-419.

Robinson J J (1983). Nutrition of the pregnant ewe. Em Sheep Production (Ed. W. Haresign) pp. 11 1-31. (Buttenvorths: Londres.).

Robinson J J, Ashworth C J, Rooke J A, Mitchell L M, Mcevoy T G (2005) Nutrition and fertility in ruminant livestock. *Anim Feed Sci Tech* **126(3-4):** 259-276

Roman-Ponce H, Caton D, Thatcher W M e Lehrer R (1983) Uterine blood flow in relation to endogenous hormones during estrous cycle and early pregnancy. *Am J Physiol* **245(14):** R843-R849.

Rutter L M e Manns J G (1986) Changes in metabolic and reproductive characteristics associated with lactation and glucose infusion in the pat parturient ewes. *J Anim Sci* **63**: 538-545.

Sahukar C S, Pandit R K, Chauhan R A S e Poorwal M L (1985) Cholesterol and alkaline phosphotase during various reproductive phases in cross-bred cows *Indian J Anim Sci* **55:** 421-423.

Sandabe U K, Mustapha A R e Sambo E Y (2004) Effect of pregnancy on some parameters in Sahel goats in semi - arid zones. *Vet Res Comm* **8 (4):** 279-285.

Sato N e Henkin R I (1973) Pitutary gonadal regulation of copper and zinc metabolism in female rat. *Am J Physiol* **225:** 508-512.

Selvaraju M, Kathiresan D e Devanathan T G (2007) Serum progesterone profile during oestrus and early pregnancy in Malabari goats. *Tamilnadu J Vet Anim Sci* **3 (1):** 47-48.

Sharma A, Jindal R e Singh R V (2003) Effect of progesterone supplementation on conception and hormonal profiles in repeat breeding buffaloes. *Indian J Anim Sci* ***73*:** 773-774.

Sharma A, Jindal R e Singh R V (2004) Effect of progesterone supplementation on conception and biochemical profiles in repeat breeding buffaloes. *Indian Vet J* **81:**1036-1039.

Sharma K B, Malik V S, Nayar S, Singh R e Sodhi S P S (1999) Levels of hormones and minerals in cyclic ,anestrus and subestrus buffalo heifers . *Indian J Anim Sci* **69(4):** 214-216.

Shemesh M, Ayalon N e Lindner H R (1973) Early pregnancy diagnosis based upon plasma progesterone levels in cows and ewe. *J Anim Sci* **36:**726-729.

Shukla S P, Sharma R D e Jindal R (2000) Serum estradiol and progesterone levels during estrus cycle in repeat breeding crossbred cows. *Indian J Anim Reprod* **21 (2):** 112-114.

Smith J F (1988) Influence of nutrition on ovulation rate in the ewe. *Australian Jl Biol Sci* **41:** 27-36.

Snedecor G W e Chochran W G (1968) Statistical methods 6th Edn.Oxford e I.B. M Pub. Co., Bombay.

Solaiman S G, Shoemaker C E, Andrea G H D (2006) The effect of dietary Cu on health, growth performance and Cu status in young goats. *Small Rumin Res* **66:** 85-91.

Sormunen -Cristian R e Jauhiaimen (2002) Effect of nutritional flushing on productivity of finish landrace ewes .*Small Rumin Res* **43:** 75-83.

Stewart R (1990) The effect of nutrition on the ovulation rate of the ewe. *Tese de Doutoramento*, p 206 Perth: Departamento de Ciência Animal, Universidade da Austrália Ocidental.

Swanson L V, Hafs H D e Morrow D A (1972) Ovarian characteristic and serum LH, prolactin progesterone and glucocorticoid from first estrus to breeding season in Holstein heifers. *J Anim Sci* **34:** 284 -293.

Tanaka T, Yamaguchi T, Kamomae H and Kaneda Y (2003) Nutritionally induced body weight loss and ovarian quiescence in Shiba goats. *J Reprod and Dev* **49:** 113 -119.

Teleni E, Rowe J B, Croker K P, Murray P J e King W R (1989) Lupins and energy-yielding nutrients in ewes. II Responses in ovulation rate in ewes to increased availability of glucose, acetate and amino acids. *J Reprod, Fertil and Dev* **1:** 17- 125.

Thorburn G D, Bassett J H e Smith I D (1969) Progesterone concentration in the peripheral plasma of sheep during oestrous cycle. *J Endocrinol* **45:** 459-469.

Thorburn, G D e Schneider W (1972) The progesterone concentration in the plasma of goat during the oestrus cycle and pregnancy *J Endocrinol* **52:** 23-36.

Titi H H and Awad R (2007) Effect of dietary fat supplementation on reproduction and productive performance of goats. *Anim Reprod* **4**(1)**:** 23-30.

Valee B I e Wacker W B C (1976) In: *As proteínas.* H Newreth, Edn . Vol V Academic Press New York.

Vinoles C (2003) *Efeito da nutrição no desenvolvimento folicular e do tratamento de sincronização do cio na dinâmica ovárica de ovelhas cíclicas*. Tese de licenciatura: Departamento de Química Clínica da Universidade Sueca de Ciências Agrícolas, 86 Uppsala, Suécia.

Vinoles C, Forsberg M, Martin G B, Cajarville C, Repetto J e Meikle A (2005) Short term nutritional supplementation of ewes in low body condition affects follicle development due to an increase in glucose and metabolic hormones. *Reproduction* **129**: 299-309.

Vohra S C, Dindorkar C V e Kaikini A S (1995) Studies on blood serum level of certain blood biochemical constituents in normal cycling and anestrus crossbred cows *Indian J Anim Reprod* **16(2):** 85-87.

West K S, Meyer H H e Nawaz M (1991) Effect of differential ewe condition at mating and early post mating nutrition on embryo survival. *J Anim Sci* **69:** 3931-3938.

Williams A e Cumming I (1982) Inverse relationship between concentration of progesterone and nutrition in ewes. *J Agric Sci Camb* **98:** 517- 522.

Wilmut I, Sales D I e Ashworth C J (1985) The influence of variation in embryo stage and maternal harmonal profiles on embryo survival in farm animals. *Theriogenology* **23:** 107-119.

Wiltbank J N, Hawk H W, Kidder H E, Black W G, Ulberg L C e Casida L E(1956) Effect of progesterone therapy on embryo survival in cows of lowered fertility. *J Dairy Sci* **39:** 456-460.

Zarazaga L A, Guzmán J L, Domínguez C, Pérez M.C.e Prieto R (2005) Effect of plane of nutrition on seasonality of reproduction in Spanish Payoya goats. *Anim Reprod Sci* **87(3-4):** 253-267.

Zarkawi.M and Soukouti A (2001) Serum progesterone levels using radioimmuno assay during estrous cycle of indigenous Damascus does. *NZ J Agric Res* ***44***: 165-169.

Zubcic Damir (2001) Some biochemical parameters in the blood of grazing German improved Fawn goats from Istria, Croatia *Veterinarski Arhiv* **71 (5):** 237-244.

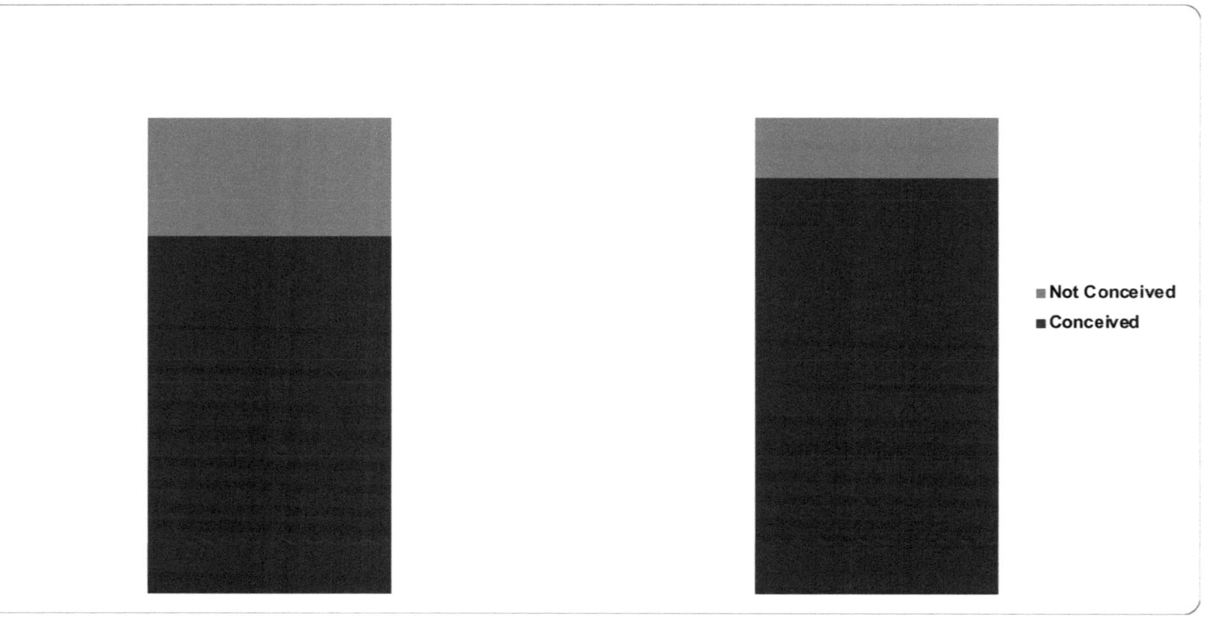

Fig. 1: Taxa de conceção nas cabras dos grupos High Feeding e Maintenance

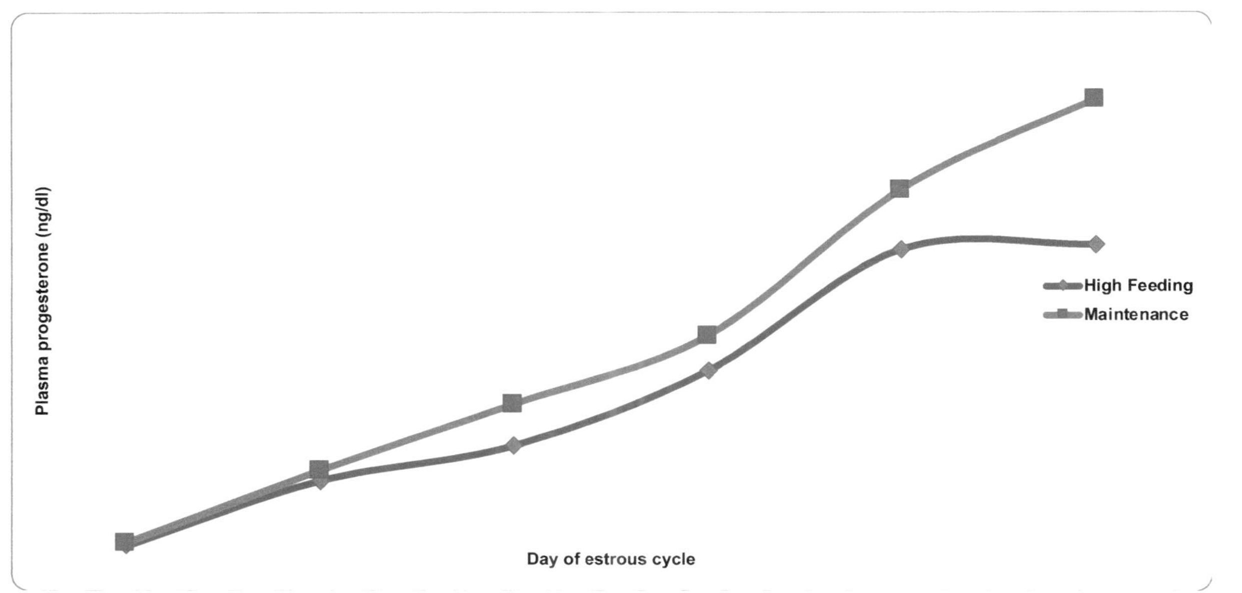

Fig. 2: Concentração plasmática de progesterona nos grupos de cabras alimentadas com ração elevada e de manutenção

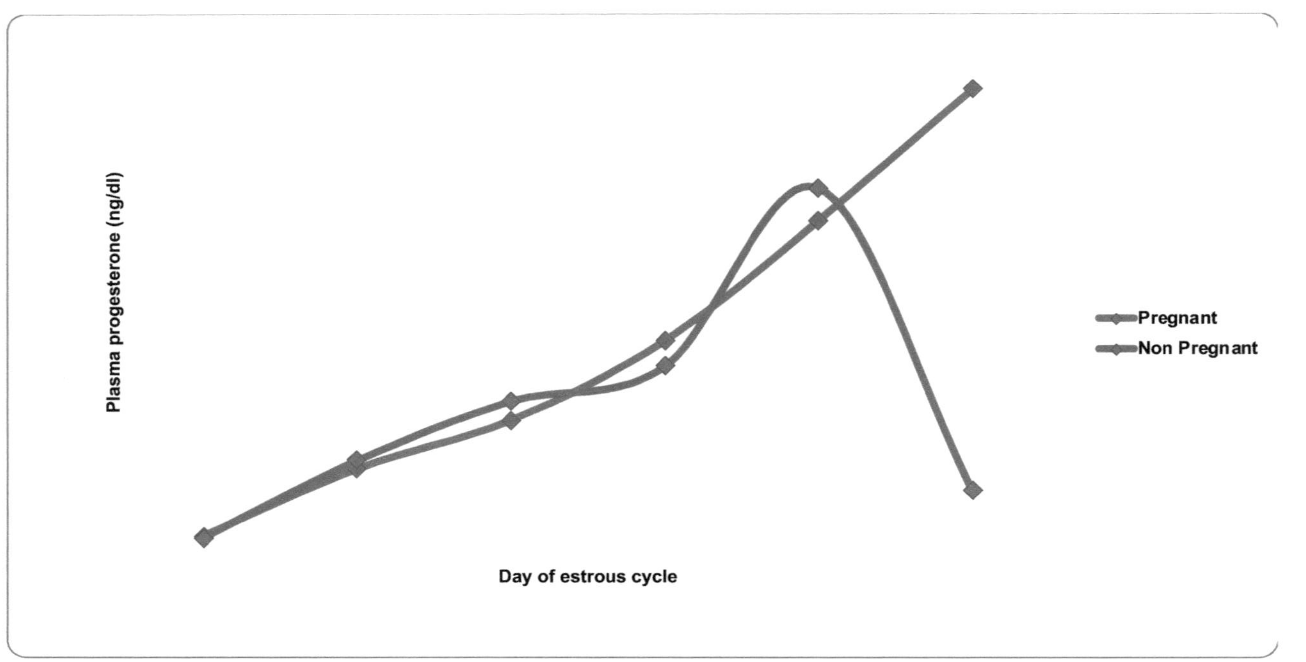

Fig. 3: Concentração plasmática de progesterona em cabras prenhes e não prenhes

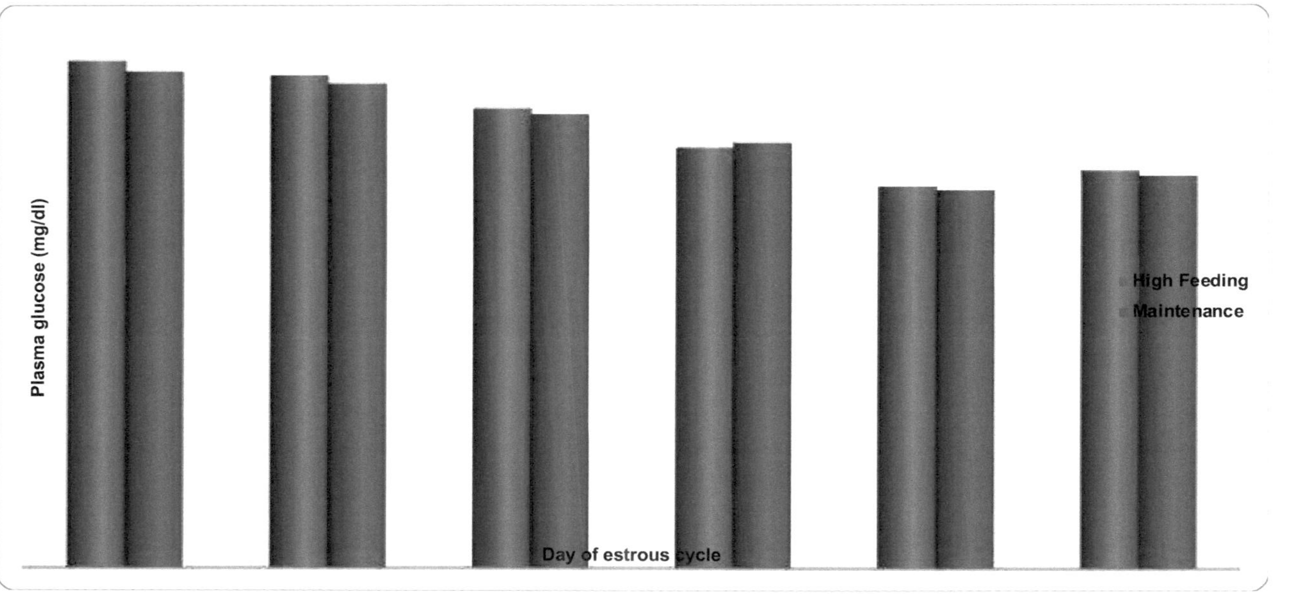

Fig. 4: Concentração plasmática de glucose nos grupos de cabras **alimentadas com ração elevada e de manutenção**

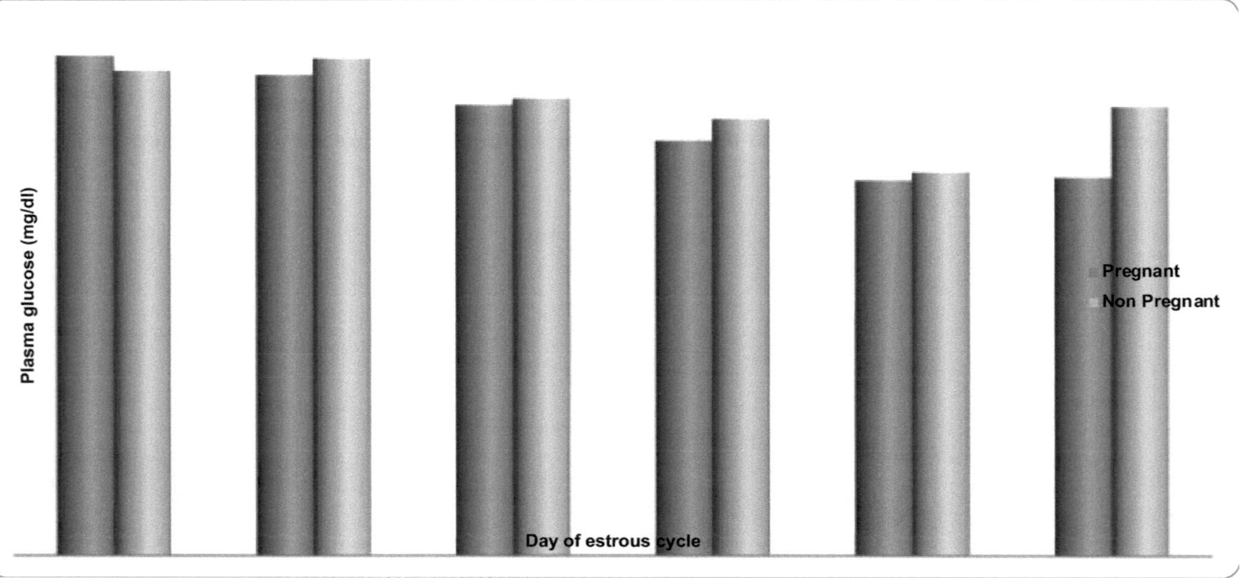

Fig. 5: Concentração plasmática de glucose em cabras prenhes e não prenhes

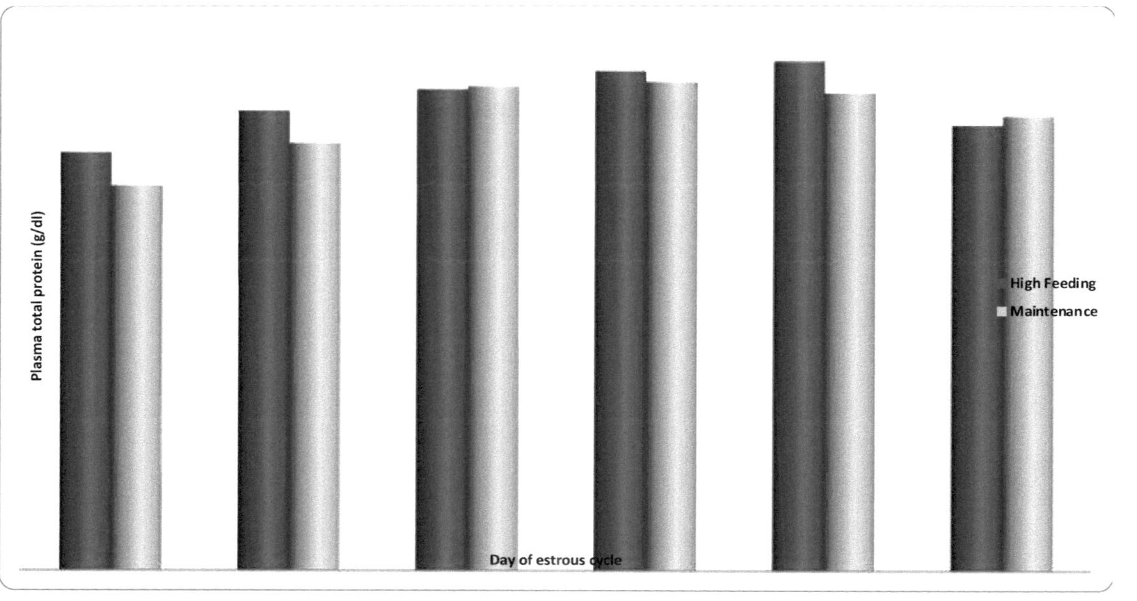

Fig. 6: Concentração plasmática de proteínas totais nos grupos de cabras alimentadas com ração elevada e de manutenção

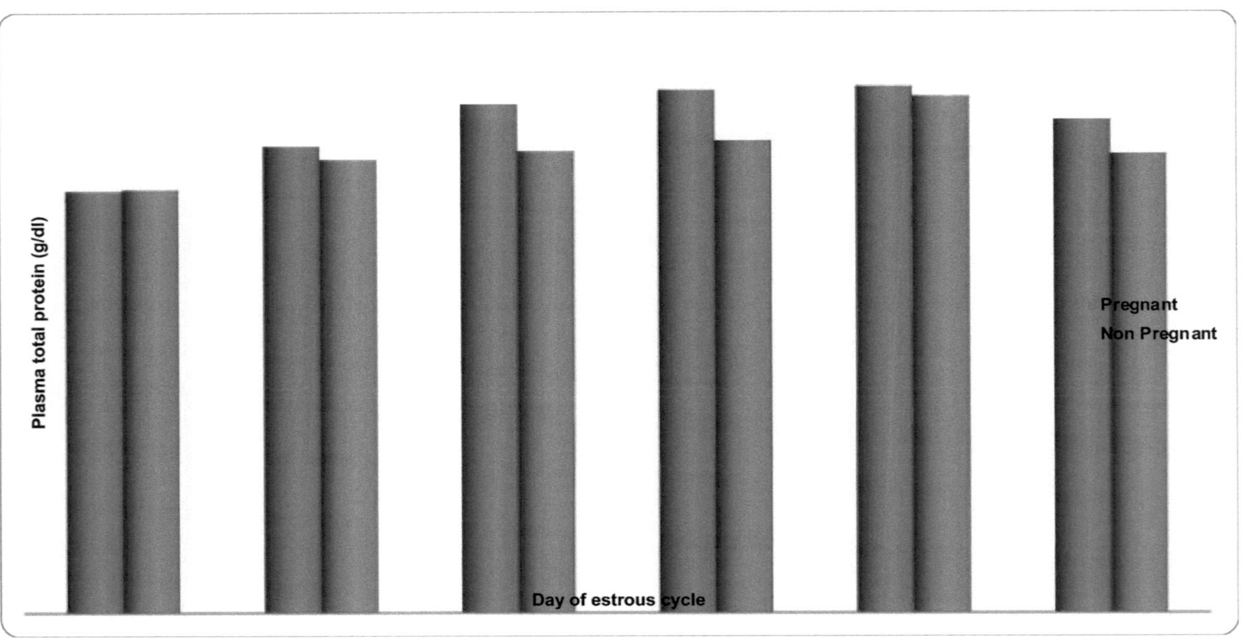

Fig. 7: Concentração de proteínas totais no plasma de cabras prenhes e não prenhes

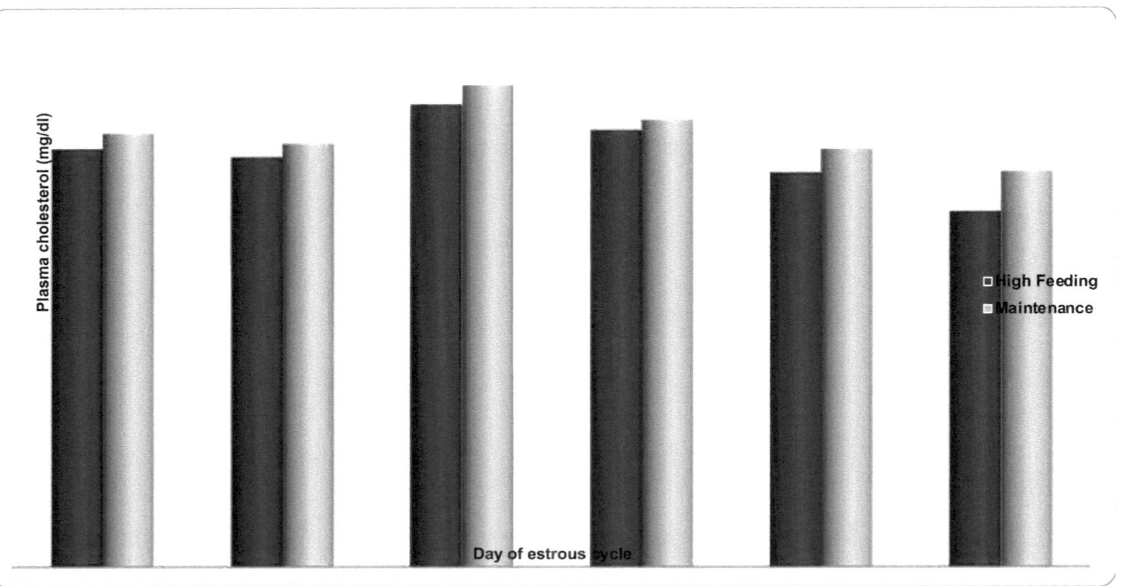

Fig. 8: Concentração plasmática de colesterol nos grupos de cabras alimentadas com ração elevada e de manutenção

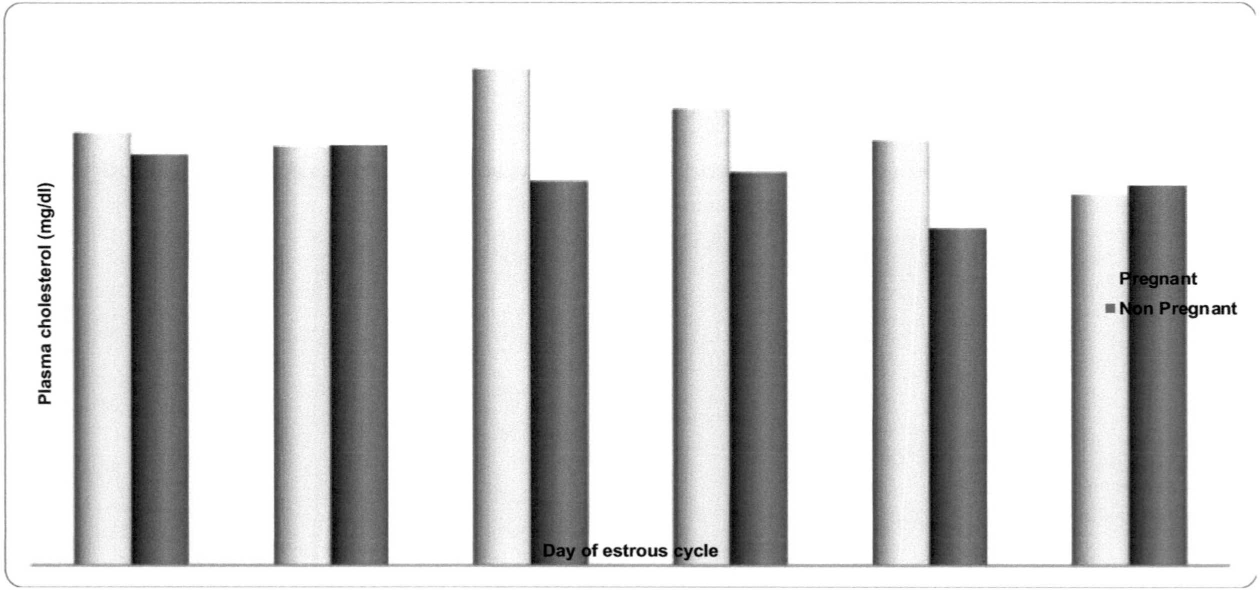

Fig. 9: Concentração de colesterol no plasma de cabras prenhes **e não prenhes**

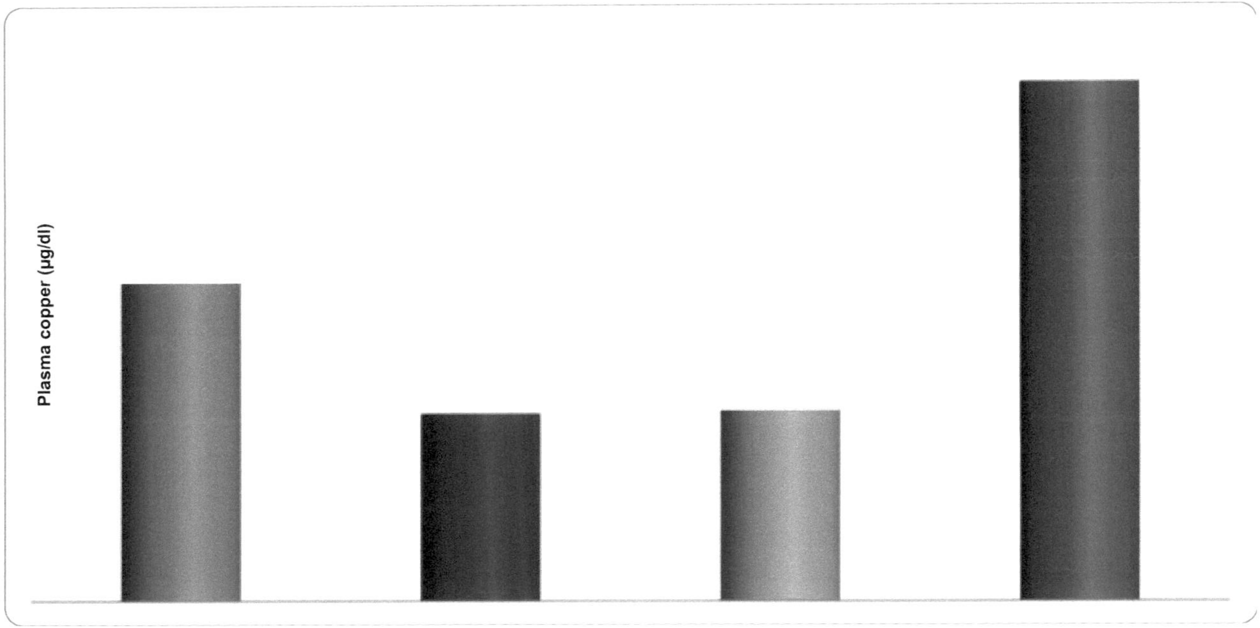

Plasma copper (µg/dl)

Fig. 10: Concentração média de cobre no plasma dos diferentes grupos de cabras

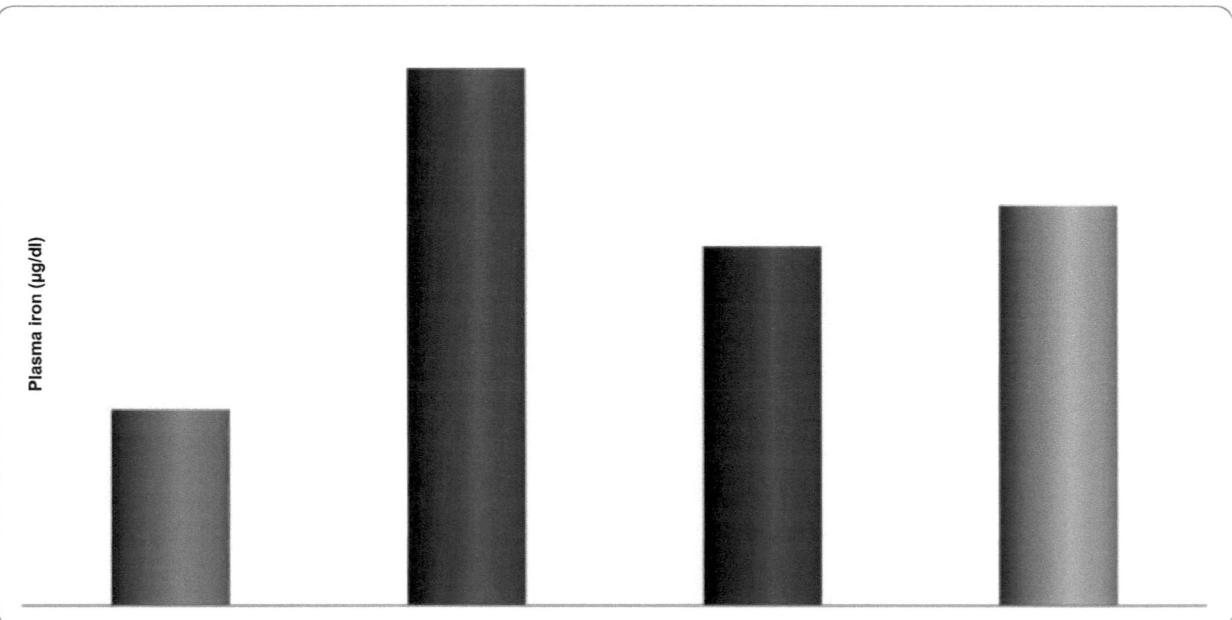

Fig. 11: Concentração média de ferro no plasma dos diferentes grupos de cabras

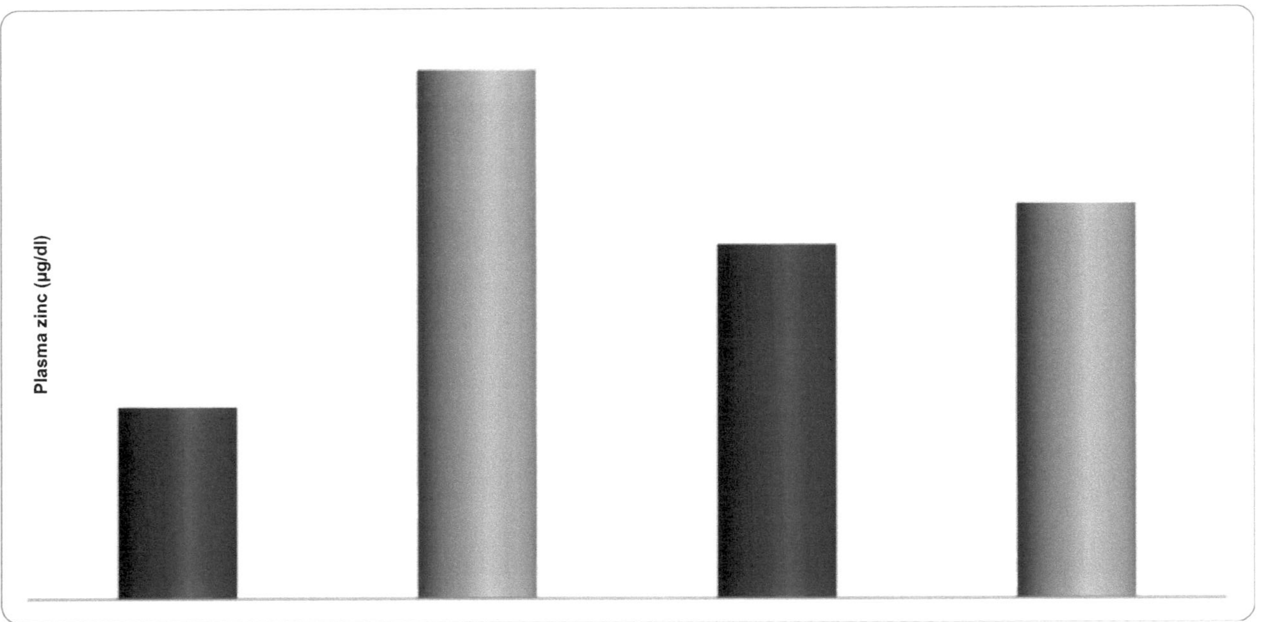

Fig. 12: Concentração média de zinco no plasma dos diferentes grupos de cabras

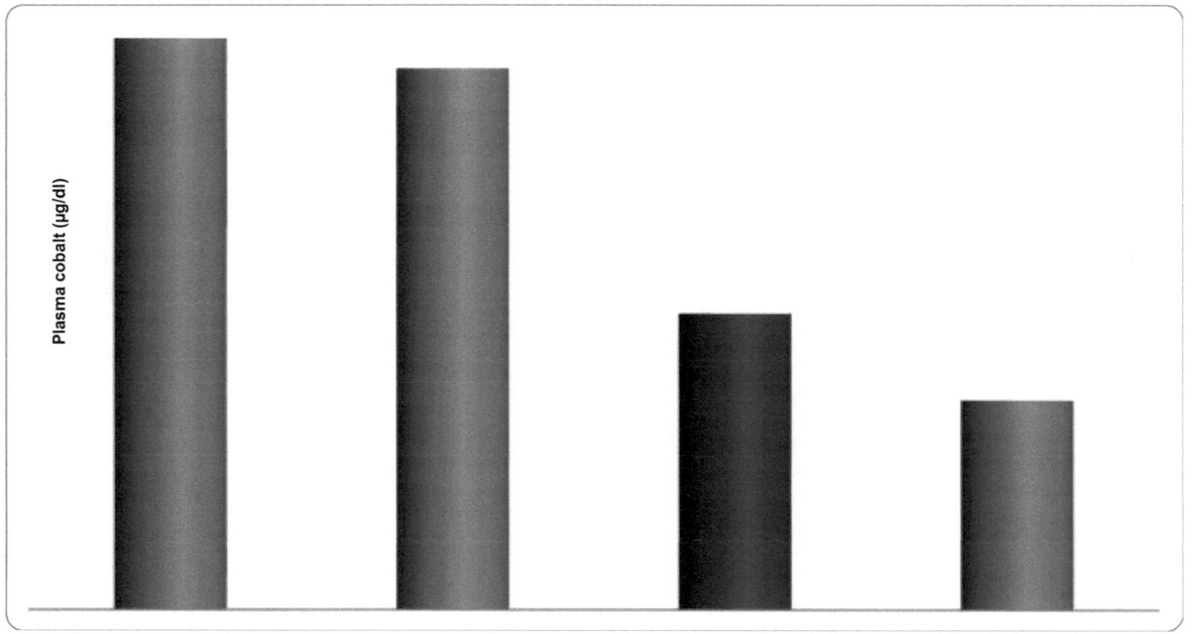

Fig. 13: Concentração média de cobalto no plasma dos diferentes grupos de cabras

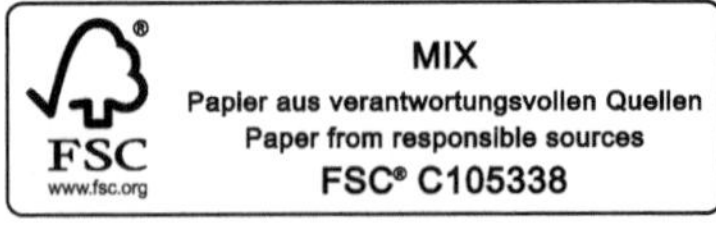

Printed by Books on Demand GmbH, Norderstedt / Germany